Ulrich Erwin Hasler

Die Apotheke in uns

Die Apotheke in uns

**Behandlung mit Eigenharn –
eine bewährte Naturheilmethode**

Von Dr. med. Ulrich Erwin Hasler

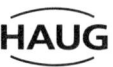

Karl F. Haug Verlag · Heidelberg

Die Deutsche Bibliothek – CIP-Einheitsaufnahme

Hasler, Ulrich Erwin:
Die Apotheke in uns: Behandlung mit Eigenharn – eine bewährte Naturheilmethode /
von Ulrich Erwin Hasler. – Heidelberg: Haug, 1994
  (Homöopathie und biologische Medizin)
  ISBN 3-7760-1463-6

© 1994 Karl F. Haug Verlag GmbH & Co., Heidelberg. Lizenzausgabe für die Bundes-
republik Deutschland und Österreich. © für die schweizerische Originalausgabe: Eigen-
verlag Dr. med. U. E. Hasler, CH-9000 St. Gallen.

Titel-Nr. 2463 · ⌠ISBN 3-7760-1463-6⌡

Herstellung: Druckerei Schreck GmbH & Co. KG, 67487 Maikammer

Inhaltsverzeichnis

Vorwort

Der menschliche Körper ist viel kraftvoller, als man allgemein an-
nimmt. Bei einer Krankheit oder einer äusseren Verletzung besitzt
er ein erstaunlich hohes Selbstheilvermögen. Er trotzte den Stürmen der Zeit. Nur die stärksten Individuen konnten sich weiter
entwickeln; sie übergaben den Nachkommen in einer Anpassung
von Jahrtausenden ein immer mächtigeres Abwehrvermögen.
Dieser kluge innere Arzt – so möchte ich diese Fähigkeit bezeichnen – hat seine eigene Gesundungstechnik und alle im Heilberuf
Tätigen sollten dieselbe bei den hilfesuchenden Patienten anregen
und unterstützen.
Der äusserlich wahrnehmbare Körper ist aber nicht nur auf den
materiellen Anteil beschränkt; es bestehen daneben mehrere
"Teilkörper", so der Psychische, welcher das Gefühlsleben beeinflusst und steuert, dann der geistig-seelische Anteil mit dem Intel-
lekt und der schöpferischen Fähigkeit.
Die Ganzheit bildet dann erst die vollständige lebende Person. Jede
Teilkomponente benötigt eine nützliche und heilbringende Nahrung. Ohne diese so wichtige Zufuhr ist das jeweilige menschliche
Leben unvollständig und die natürlichen Fähigkeiten werden
nicht genügend benutzt und liegen brach. Erst die Gesamtheit in
bester Ausführung ermöglicht eine wirkliche Gesundheit, die wir
alle als unser höchstes Gut anstreben.

Im vorliegenden Buch berichte ich nur wenig über die äussere und
innere Diät, weil diese Quellen allmählich bekannt geworden sind.
Der Hauptanteil des Werkes wird sich mit einer wenig bekannten
Methode auseinandersetzen, die in unsern Landen noch vielfach
ungewohnt ist. Wenn wir diese aber richtig einsetzen und benützen, wird sie sich für uns als ein wahrer Gesundbrunnen erweisen.

1. Kapitel

Mein erstes diesbezügliches Erlebnis

Mit diesen Ansichten wurde ich erstmals im Jahre 1953 bekannt gemacht oder besser gesagt, ich wurde damit überrumpelt.

Nach 5-jähriger Tätigkeit als Assistenzarzt in verschiedenen Spitälern und an der medizinischen Poliklinik der Universität Basel, besuchte ich einen 3-Monate-Kurs zum Erlernen der Homöopathie im damals homöopathisch geführten Robert-Bosch-Krankenhaus in Stuttgart.

Wir waren etwa 40 Ärztinnen und Ärzte und wir bereiteten uns auf die Prüfungen in diesem Spezialfach der Medizin vor. Eines Tages kam ein Chefarzt der Umgebung; ich kenne seinen Namen nicht mehr und weiss auch nicht, in welchem Spital er arbeitete. Dieser hielt uns jungen Ärzten einen sehr merkwürdigen und seltsamen Vortrag. Er übermittelte uns folgendes:
Im Jahre 1943 war er diensttuender Chefarzt in einem grossen Verwundeten-Lazarett an der damaligen deutschen Ostfront. Die deutschen Truppen mussten sich zurückziehen. Eines Tages erschienen im Lager einige vorpirschende russische Panzer. Aus Bosheit – solche unglaublichen Machenschaften kommen im Krieg leider vor – schossen sie auf die Apotheke und das Sanitätsmaterial, worauf sie sich nach der Demoralisierung der Verwundeten wieder zurückzogen. Der Arzt hatte keine Medikamente mehr, die er den Verwundeten verabreichen konnte.

Er informierte darüber die Soldaten und Offiziere. Dabei erinnerte er sich an die merkwürdige Gewohnheit einer "kräuterkundigen Schäfersfrau" in seiner norddeutschen Heimat, welche ihren hilfesuchenden "Kunden" immer den Rat gab, sie sollten nebst den Pflanzenabkochungen noch etwas vom eigenen Urin als Medikament einnehmen oder damit Umschläge machen.

Weil der verantwortliche Sanitätsoffizier nichts anderes mehr hatte, berichtete er den Verwundeten über diese sonderbare Meinung; nicht ohne zu erwähnen, dass er damit keine eigene Erfahrung besitze und dieses Vorgehen auch niemandem befehlen könne.
Wer wolle, könne es ja versuchen. Er war sehr erstaunt, wie viele seiner Schützlinge von diesem Angebot Gebrauch machten, und noch überraschter war er, dass diese Therapieart oftmals nützte.

Selbstverständlich ist eine positive und nutzbringende Wirkung in dieser Situation nicht als ein treffsicherer Beweis zu beachten, vielleicht war es ja nur eine Art von Placebo-Wirkung, eine Suggestion, ein letzter Strohhalm.
Ich auf jeden Fall mit meinen damals dreissig Lebensjahren fand die Mitteilung unglaubhaft. Es ekelte mich davor, und ich liess diese unappetitliche Botschaft im grossen Becken meines Unterbewusstseins versinken; mit der Zeit vergass ich die Angelegenheit. (Aus eigener Erfahrung habe ich also durchaus Verständnis für die anfängliche Ablehnung von manchen Mitmenschen.)

Im Dezember 1987 weilte ich bei einem Ausbildungs-Seminar in Thailand. Mister Mantak Chia, den ich von verschiedenen Kursbesuchen in Deutschland und der Schweiz her kannte, sprach von der Energie-Beeinflussung durch unsere Gedanken und Vorstellungen.
Ich diskutierte mit den andern Kursbesuchern und erinnere mich an das Gespräch mit einem Arzt aus Kalifornien, mit anwesenden Psychologen und auch mit einem sogenannten "Geistheiler" aus England, der aus der Tschechoslowakei geflohen war.
Dieser letztere erzählte mir etwas sehr Seltsames; er kannte in den Karpathen (das ist eine Gebirgskette, die etwa unsern Alpen entspricht) einen bekannten Arzt, zu dem Patienten aus weit entfernten Teilen des damaligen Ostblockes kamen. Angeblich konnte dieser Arzt Besserung und Heilung vermitteln, welche mit den bisher angewandten Therapie-Arten nicht eingetroffen sei. Dieser Medicus befolgte eine ganz besondere Therapie-Methode: Seine

8

Patienten wurden angewiesen, von der eigenen Körperflüssigkeit – gemeint ist der Urin – zu trinken.

Kaum hatte ich diese Mitteilung gehört, da erinnerte ich mich an die anfänglich erwähnte Situation im homöopathischen Seminar in Stuttgart im Jahre 1953. Diesmal wollte ich das so Ungewohnte nicht so einfach von vorneherein ablehnen und ich beschloss, diesen Mitteilungen etwas nachzugehen.

Daraufhin begab ich mich zum Kursleiter Mantak Chia und fragte ihn, ob er von dieser seltsamen Methode auch schon etwas gehört habe. Sofort begann er mit dem ganzen Gesicht zu lachen und zeigte mit seiner Hand auf sich und sagte: "Ich führe das bei mir selbst durch. Ihr Ärzte aus dem Westen täuscht euch gewaltig, wenn ihr meint, die Niere scheide nur giftige Substanzen aus. Schaut auf die Düngung der Pflanzen. Der Mensch ist auch so eine Pflanze, die daraus grossen Nutzen ziehen kann."

Diese Worte beeindruckten mich. Des weiteren erwähnte er, dass er eigentlich die Absicht gehabt habe, an diesem Seminar über diesbezügliche Erfahrungen zu berichten. Diesen ursprünglichen Gedanken habe er aufgegeben, weil er ausgerechnet mit mir keinen Streit entfachen wollte. Aus Erfahrung wisse er, dass man über dieses Thema mit westlich ausgerichteten Ärzten im allgemeinen nicht diskutieren könne. Aber wenn ich ihn natürlich frage, müsse er ehrlicherweise die Information weitergeben.

Ausserdem erzählte er, dass Ministerpräsident Desai – jahrzehntelanger Vorsteher eines grossen indischen Staates – diese Therapie öffentlich empfohlen habe und mitteilte, dass er nur dadurch imstande gewesen sei, die Regierungsgeschäfte mit voller Vitalität noch mit 86 Jahren auszuführen. Auch Gandhi habe die Therapie selbst durchgeführt, und auf diese Weise habe er jeweils das wochenlange Fasten bewerkstelligt. Zum Abschluss der Unterredung versprach Mantak Chia, am morgigen Tag ausführlicher über das ganze Problem zu sprechen.

Anderntags informierte er uns Zuhörer fast eine Stunde lang über diese seltsame, mich nun interessierende Heilmethode. Nach meiner Meinung sprach er zu positiv, weil ich es nicht annehmen konnte, dass ein Heilverfahren existieren soll, das so viele günstige Ergebnisse aufweisen könne.
Er sprach auch über die Durchführung und empfahl – bei einem eventuellen Selbstversuch – folgendes Vorgehen:
Man möge am Morgen etwa den ersten Drittel des zu lösenden Urins ausfliessen lassen, vom mittleren Drittel solle man in der ersten Woche einen halben Deziliter trinken, den restlichen Urin aber wegfliessen lassen. In der zweiten Woche soll man die Menge auf 1 dl steigern, nach 1 Monat soll man morgens und abends je 1 dl zu sich nehmen. (Er gebrauchte das Bild einer Schlange, wo man Kopf und Schwanz wegschneidet und nur den mittleren Teil benützt.) Als Begründung gab er an, dass nach alter Tradition im Anfangs- und Schlussteil Ablagerungen enthalten seien, welche weniger heilkräftig seien. (Verdünnung erlaubt, siehe Seite 54.)

Mittlerweile habe ich von andern Autoren vernommen, dass sie darauf keinen Wert legen. Nach meiner gesammelten Erfahrung möchte ich auch nicht darauf bestehen, dass der erste Morgenurin eingenommen werden muss. Sicherlich ist der Gehalt an Inhaltsstoffen dann am grössten, der Geschmack ist aber auch manchmal zu konzentriert und ich bevorzuge nach einem z.B. reichlichen Abendessen, dass man diese "Flüssigkeit" im Verlaufe des Vormittags oder 1 Stunde vor dem Mittagsmahl einnimmt.

In meinem Innern beschloss ich auf jeden Fall, die Therapie zuerst einmal an mir selbst auszuprobieren. Ich erkundigte mich noch über entsprechende Literatur und nach etlichen Wochen erhielt ich einschlägige Werke zugeschickt, die ich dann mit grossem Interesse las, zuerst mit deutlichem Misstrauen. Dann nahm es etwas ab, ich aber behielt trotzdem mein zweifelndes Verhalten weiter.

Zuhause angelangt, machte ich den ersten Versuch gleich am andern Morgen, wohlweislich, ohne der Familie davon etwas mitzuteilen. Das gestaltete sich so: Zu früher Stunde schüttete ich 1/2 dl des mittleren Urin-Strahles in ein Plastikglas, daneben füllte ich ein Glas mit warmem Wasser, ausserdem bedeckte ich eine bereitgestellte Zahnbürste mit Zahnpaste.

Ich nahm selbstverständlich an, diese Flüssigkeit werde nach Urin "stinken", ich müsse dann sofort den Mund spülen und die Zähne reinigen. Mit sehr gemischten Gefühlen stürzte ich die Flüssigkeit in einem grossen Schluck hinunter, und... war masslos erstaunt, dass sie überhaupt nicht nach Urin schmeckte, sondern eher nach einem bitteren Kräutertee.

Auf diese Weise führte ich die Anwendung die erste Woche, dann die folgenden Tage durch und steigerte nach erhaltener Anweisung. Nach kurzer Zeit habe ich mich an den Geschmack gewöhnt, er wurde auch besser und schmeckte nicht mehr so scharf und bitter. Dann erzählte ich das meiner Familie und stiess auf einhellige Ablehnung.

In der Praxis stellte sich bald darauf ein Patient ein, der berichtete, dass er Besitzer eines Stalles mit Rennpferden sei, und dass bei Pferdesporttagen immer Pferde aus seinem Gestüt mit dabei seien. Ein erstklassiges Reitpferd, an dem er schon manche tausend Franken verdient habe, begann vor einiger Zeit aus unerklärlichen Gründen zu hinken. Die Störung lag am hintern Kniegelenk, das beim Pferd sehr hoch oben gelegen sei.
Er gab dieses Tier in die Obhut von verschiedenen Tierärzten, schlussendlich war es während 4 Wochen in der Veterinärklinik eines Universitäts-Spitals. Die angewandte Therapie brachte keinen Erfolg und der Besitzer wollte eigentlich das Pferd auswechseln. Da bekam er den Ratschlag eines älteren Betreuers, er möge doch dem kostbaren Vierbeiner noch eine Chance einräumen, nämlich, dass während einiger Zeit täglich Umschläge mit dem Urin des

hinkenden "Patienten" über dieser erkrankten Gegend zur Anwendung kommen sollen. Der Besitzer war einverstanden und so
wurde es auch durchgeführt .Täglich wurde nun diese "billige"
Therapie während 2x einer Stunde appliziert. Nach etwa 2 Wochen – solange hatte man ein geduldiges Zuwarten beachtet – stellte man fest, dass das Pferd weniger humpelte und nach 3 Wochen
Therapie war der ganze Spuk vorbei. Jetzt, so sprach der Besitzer
mit Freude, habe ihm dieses Renn-Pferd mit seiner Springkunst
wiederum manche tausend Franken eingebracht.

Ich war über das Gehörte sehr erstaunt, vor allem auch über den
merkwürdigen Zu-Fall, dass ich ausgerechnet zu der Zeit davon
hörte, wo ich mich mit diesen Gedankengängen befasste. Ich dachte dabei an die Aussage, dass einem Schüler zur richtigen Zeit ein
richtiger Lehrer geschickt werde.

Und so begann ich allmählich, den Patienten von diesen Erfahrungen entsprechende Mitteilungen zu geben.

Bald merkte ich, dass das Wort "Urin" als anstössig empfunden
wurde. Ich verlor sicherlich diesen oder jenen Patienten, der diese
Therapie als widerlich empfand.

Mittlerweile waren einige Wochen seit meinem Beginn mit diesem seltsamen Trank vergangen. Ich fühlte mich sehr wohl, der
Geschmack des Getränks verbesserte sich eindeutig, und es
brauchte keine Überwindung mehr. Ich beschloss, trotz der Ablehnung zu Hause und den teilweise verwunderten oder ablehnenden
Patienten, abzuwarten. Ich war sehr in die Literatur vertieft und las
teilweise Unglaubliches. Es dämmerte in mir immer mehr, dass
ich die ganze Angelegenheit prüfen müsse, eindeutig zum Wohle
der mir anvertrauten Kranken.

Der Name "Urin" passte mir auch nicht, und eines morgens kam
mir die Idee, diesen Trank anders zu benennen: "A-L". – "A"

leitet sich vom griechischen Wort "autós" her ab und heisst "selbst"; "L" entnahm ich dem lateinischen Wort "liquidum", das mit flüssig zu tun hat. Also "A-L" für selbsterzeugte Flüssigkeit oder auch "EF", wenn man bei der deutschen Sprache bleiben will. (= eigene Flüssigkeit).

In meiner Entwicklung folgte ein weiterer Schritt, an dem ich meine Leser und Leserinnen ebenfalls teilnehmen lassen möchte. Vielleicht – so hoffe ich wenigstens – werden dann einige die gedanklichen Zusammenhänge miterleben und miterfühlen, sodass sie die Handlungsweise des Arztes begreifen werden, der diese ganze Materie mit all ihren Verknüpfungen näher untersuchen wollte.

Aus der bestehenden Literatur habe ich manche Gedankensplitter entnommen, die mit meinen eigenen Vorstellungen über die Wirkungsweise einigermassen gleichgerichtet sind.

2. Kapitel

Einige geschichtliche Bemerkungen

Die Eigenharntherapie ist seit Jahrtausenden bekannt. Es bestehen darüber Bücher von den Römern PLINIUS und GALEN, im ostasiatischen Raum hat sich die Ayurvedische Lehre damit befasst, in Indien existiert ein religiöses Buch DAMAR TANTRA, das in den ersten Jahrhunderten christlicher Zeitrechnung in über 100 Versen über die wohltätige Wirkung dieses Trankes berichtete. In diesem letzteren Buch nannte man den Harn den "göttlichen Nektar", der den Menschen von Gott Shiva und seiner Partnerin Dakti geschenkt wurde. "Der Körper sei die beste Apotheke", wurde in diesem Zusammenhang damals geschrieben.

Die Urintherapie ist also nichts Neues. Kein übergeschnappter Verrückter und kein betrügerischer Fantast hat diese Behandlungsweise mit schwindlerischer Absicht eingeführt. Mitnichten, das ist eine seit urdenklichen Zeiten benutzte Methode, um menschliche Krankheiten zu bessern und auch zu heilen. In jeder Zivilisation haben Menschen die "nektarähnlichen" Eigenschaften des Harns gekannt und die Überbleibsel dieses Wissens können überall in der Volksmedizin gefunden werden.

Darüber besteht auch in der Schweiz eine Art Volks-Überlieferung. Wenn sich – besonders in ländlicher Gegend – jemand eine Schnittwunde zufügt, erhält dieser von seinen Grossmüttern und Grossvätern gelegentlich den Rat, darauf zu urinieren.
Vor kurzem erhielt ich in meiner Praxis von einem ehemaligen Kavallerie-Soldaten die Nachricht, dass während des letzten Aktivdienstes unserer Armee bei kleineren äusseren Verletzungen allgemein und mit Erfolg zuerst der entsprechende Urin äusserlich angewendet wurde, beim Soldaten sein eigener; bei kleineren Wunden des Pferdes benutzte man Pferde-Urin.

14

Von der weiten Verbreitung dieser Therapieart konnte ich mich selbst überzeugen. Im Frühjahr 1988 wurde ich von einer ostasiatischen medizinischen Gesellschaft aus Sri Lanka zu einem Vortrag über Neuraltherapie nach Athen eingeladen. Ich las die Ankündigung der verschiedenen Vortragsredner und sah, dass ein Ehrendoktor der Medizin aus Indien über seine Erfahrungen mit der Auto-Uro-Therapie in seinem Lande sprechen werde. Natürlich besuchte ich diese Vorlesung mit gespannter Aufmerksamkeit. Es fiel mir wiederum dasselbe auf wie vorher bei Mantak Chia in Thailand. Der Redner sprach voller Begeisterung 2 Stunden lang und erwähnte eigentlich nur Erfolgserlebnisse. Auch dieses Mal gefiel mir das keineswegs, weil ich einfach nicht glauben kann, dass irgendein Mittel oder eine Heilmethode existiert, mit der man nur günstige Ergebnisse erzielt.

Aber das möchte ich in diesem Zusammenhang jetzt nicht erzählen. Eine ganz andere Reaktion hat mich sehr erstaunt. Nach Beendigung des Vortrages dieses Inders, benützte ich die Diskussion und erwähnte, dass ich in der Schweiz dieses Verfahren gelegentlich anwende. Da meldete sich ein koreanischer Arzt und berichtete, er benutze diese Methode seit langem in Korea und sei damit sehr zufrieden. Hernach sprach ein Arzt aus Russland und betonte, dass auch er in seiner Heimat diese unschädliche und wirkungsvolle Heilmethode sehr gerne anwende. Ähnlich äusserten sich die nachfolgenden Diskussionsteilnehmer, einer aus Formosa, einer aus Japan, einer aus Südafrika. Alle waren voll des Lobes. Das war für mich sehr beeindruckend und bestätigte meinen Vorsatz, der Angelegenheit auf den Grund zu gehen und die Therapie bei passenden Krankheitsfällen anzuwenden.

In der anschliessenden Pause erkundigte ich mich beim Redner, ob es stimme, dass die sofortige Urin-Anwendung bei Bissen von giftigen Schlangen und Skorpionen einen günstigen Heileffekt aufweisen würden. Er bestätigte das vollauf.

Ein praktizierender Arzt aus Indien, Dr. Mithal, dessen Mitteilungen ich in meinem Buch mit seinen Beispielen und Erfahrungen ebenfalls benützen werde, schrieb über die Volksüberlieferung dieser Therapie.

"In früheren Zeiten gerieten Reisende und Abenteurer sehr oft in Notlagen und Isolierung, entweder in der Wüste oder zur See. Es gibt viele Geschichten, die uns davon berichten, dass Wanderer durch die Wüste ihren Urin tranken, wenn das Wasser nicht mehr reichte. So wurde ihr Durst gestillt, und sie konnten ihre Reise erfolgreich beenden. Ähnlich erging es Seglern, die aufgrund von Stürmen oder andern Naturkatastrophen in Seenot gerieten; sie mussten in ihren Booten oder auf verlassenen Inseln für eine längere Zeit leben. In solchen Fällen wurden Wasser und Lebensmittel sehr sorgfältig eingeteilt, und die Segler pflegten ihren Urin zu trinken, der – abgesehen davon, dass er ihren Durst reduzierte – sie fit und frei von Krankheiten hielt. Das ermöglichte es ihnen mit der Zeit, entweder eine passende Anlegestelle an Land zu finden oder ein Schiff, das sie aus der Not rettete."

Dazu einige Bemerkungen aus neuerer Zeit. Vor wenigen Jahren wurde ein jugendlicher Verkehrssünder im benachbarten österreichischen Vorarlberg von einem Polizisten eingesperrt. Der "pflichtbewusste Beamte" vergass diesen Vorfall völlig, und der Schuldige erhielt weder Nahrung noch Flüssigkeit. So blieb also der Junge während 15 oder auch 18 Tagen hungernd und durstig in seinem Arrest. Als der Polizist sich wiederum erinnerte und Nahrung und Trank verabreichen wollte, fand er den Delinquenten in relativ guter Verfassung. Dieser war intuitiv auf die glorreiche Idee gekommen, seinen eigenen Harn – oder seine eigene A-L-Flüssigkeit – zu trinken und blieb so am Leben.

Das Fernsehen berichtete kürzlich über ein gewaltiges Erdbeben in den Philippinen. In einem eingestürzten Gebäude fand man nach über 15 Tagen einen Mann lebend, der sich durch Trinken seines Harns vor dem sicheren Tode rettete.

Ein Schweizer Sanitätsoberst berichtete mir letzthin, dass ihm aus amerikanischen Quellen während der militärischen Ausbildung empfohlen wurde, in Notfällen an die Applikation von Eigenurin zu denken, das sei gefahrlos.

Mein damaliger Englisch-Lehrer, Mr. Neal, überreichte mir vor einiger Zeit eine Lesenotiz aus dem zweiten Weltkrieg, wo die englische Admiralität den Marinesoldaten in Seenot empfahl, den eigenen Harn zu trinken, das sei keineswegs giftig.

Dr. Mithal berichtet weiter: "Tibetische Lamas sind dafür bekannt, dass sie ihren Urin reichlich verwendet haben, um sich ihre Gesundheit auf den isolierten, kalten und trockenen Hochebenen Tibets zu erhalten. Dank der nahrhaften Inhaltsstoffe von Urin leben sie sehr lange. Diese Geschichten zeigen uns unter anderem, dass die allgemein übliche Haltung dem Urin gegenüber – er sei etwas Schmutziges, Giftiges – und sollte niemals als Medizin genommen werden – nicht korrekt ist."

Vielleicht kommen wir selbst einmal in eine so unglückliche Lage, wo wir über die eben gemachten Mitteilungen froh sind. Hoffentlich vergessen wir es dann nicht.

Jetzt einige Mitteilungen aus dem Buch von den deutschen Doktoren Herz und Abele "Die Eigenharnbehandlung".
"Die Gewohnheit, den eigenen Urin bei allen möglichen Krankheiten in den verschiedensten Formen anzuwenden, pflanzte sich im Volk von Geschlecht zu Geschlecht fort; und Ärzte, die einen besondern Ruf genossen, beschäftigten sich eifrig mit der Behandlungsmethode.

In Deutschland fand die Behandlungsart zu Anfang des 18. Jahrhunderts eine ausführliche Niederschrift und eingehende Betrachtung in der "Heylsamen Dreckapotheke" 1714. In der Folgezeit geriet die Harnbehandlung in wissenschaftlichen Kreisen immer mehr in Vergessenheit, wohl deshalb, weil die Periode der grossen chemischen Forschungen einsetzte und mit ihr die Untersuchungen grosser und grösster Dosen von Chemikalien zu Heilungszwecken.

Laienkreise dagegen befassten sich dauernd mit der Harnbehandlung, und immer wieder stösst man auf Angaben, wie z.B., dass Wäscherinnen bei Gewebe-Erkrankungen den Eigenurin zu Waschungen benutzen; dass Kranke mit aufgebrochenen Frostbeulen und bei Sonnenbrand die erkrankten Stellen damit bestreichen, dass Halsleidende mit Eigenharn gurgeln, dass er bei fieberhaften Erkrankungen gar getrunken wurde.

Eine Bemerkung zur Geschichte, die ich aus der Schweizer Apotheker-Zeitung Nr. 8/1992 entnommen habe. "Eine der schönsten Spitalapotheken der Schweiz befindet sich im Schwesternhaus der Solothurner Spitalschwestern-Gemeinschaft. Die rund 200 Jahre alte Apotheke wurde noch bis 1974 täglich benutzt. Wegen eines Umbaues im alten Spital musste sie danach verlegt werden. Heute ist die Apotheke ein kleines Spezialmuseum. (Die Besichtigung der Spitalapotheke ist auf Voranmeldung bei der Spital-Schwestern-Gemeinschaft, Schöngrünstrasse 30, Solothurn, möglich.) "Was wir heute haben, ist keine Apotheke mehr, sondern bloss noch ein Laden", bedauert die Ordensschwester. Als sie nämlich noch die alte Spitalapotheke führte, wurden alle "Pülverlis" noch nach einem Rezept des Arztes hergestellt. Je mehr "Fertigprodukte" auf den Markt kamen, desto weniger Medikamente mussten die Spitalschwestern selber herstellen.
"Wir werden heute oft gefragt, wie wir früher gearbeitet haben, und was wir von der heutigen Chemie denken", erzählt die damalige Apothekerschwester. Sie kennt beide Seiten, antwortet deshalb vorsichtig: "Alles hat eine positive und eine negative Seite. Dem ist auch heute noch so. Was jetzt auf chemischem Wege hergestellt wird, gewannen wir früher aus Tieren oder entnahmen es etwa aus dem Urin."

18

Das eben Mitgeteilte erinnert uns daran, dass also die A-L-Therapie auch in der Schweiz bekannt war und in irgendeiner Art zur Anwendung gelangte.

Die erste wissenschaftliche Arbeit erschien wohl erst wieder zu Beginn des 20. Jahrhunderts, als SCHATTENFROH über den Nachweis von Lysinen (Antigenen) im Urin berichtete. Jedoch fanden damals seine Untersuchungen noch keine therapeutische Auswertung.

Zur therapeutischen Ausnutzung des Urins in Form von Injektionen kam es erst verschiedene Jahre später und zwar unabhängig voneinander in Russland, Italien, Frankreich, Österreich und Deutschland. Dabei ist wieder zu unterscheiden zwischen den Autoren, die mit dem Urin fremder Personen behandelten und denen, die den Eigenharn benutzten. In den USA kam es ausschliesslich zur Verwendung von fremdem Schwangerenurin; auch die Russen (ZAMKOFF und andere) befassten sich hauptsächlich mit dieser Behandlungsmethode. Für die Eigenharnbehandlung in Form von Injektionen dürfte CIMINO (Palermo) das Prioritätsrecht in Anspruch nehmen. Er führte sie seit Anfang 1927 bei eitrigen Erkrankungen der Harnwege erfolgreich durch und berichtete 1929 darüber in einem Vortrag vor dem Kongress der deutschen Gesellschaft für Urologie.

SCHUERER-WALDHEIM (Wien) verwandte ungefähr um dieselbe Zeit neben Eigenblut auch Eigenharn zur Behandlung besonders von Infektionskrankheiten; er vermengte Urin mit artfremdem Eiweiss; seine Methode bezeichnete er als Fermenttherapie. Zwei französische Dermatologen, JAUSSION und PALEOLOGUE referierten in einer Sitzung der Société de Dermatologie et de Syphiligraphie (Februar 1929) "über eine neue Methode bei der Behandlung des Ekzems" mit Eigenharn und erblickten in ihr eine Antigenwirkung (spezifische Gegengift-Wirkung).

K. HERZ (Kinderarzt) war wohl in Deutschland der erste, der sich in grösserem Mass-Stab mit der Eigenurin-Therapie befasste. Veranlasst durch die Auffindung beachtlicher Mengen von Hormonen im Harn führte er die Behandlung seit 1930 systematisch bei Störungen durch, für die er eine Dyshormonie (unausgeglichener Hormonzustand) verantwortlich zu machen glaubte. Seine erste Veröffentlichung erfolgte in der "Münchner med. Wochenschrift" 1921. Im Verlauf von 10 Jahren fand die Eigenharnbehandlung bei Ärzten und Kliniken immer mehr Anhänger. Die Frauenärzte BEUCHELT und SCHILDBERG berichteten über ihre Erfolge in ihrem Spezialgebiet; der Kinderarzt KREBS wurde wegen der oft dramatischen Heilungen, die damit besonders bei Kindern erzielt werden konnten, ein begeisterter Verfechter der Anwendungsmethode und legte die Ergebnisse in einer grossangelegten Arbeit nieder, die 1937 in der Zeitschrift "Hippokrates" erschien.

Durch den zweiten Weltkrieg geriet die Eigenharnbehandlung fast vollkommen in Vergessenheit, sodass es nicht wundernehmen konnte, dass PLESCH (London) in einem Aufsatz, der am 10.5.1947 in der "Schweizerischen med. Wochenzeitschrift" über "Behandlung mit Urin" erschien, diese Methode als vollkommen neuartig beschrieb.

Es ist das Verdienst von KÜGLER, den Gedankenaustausch aufgrund der bisherigen Erfahrungen mit der Eigenharnmethode von neuem angeregt zu haben. HERZ brachte zum Ausdruck, dass "die Jungärzte infolge der Erlebnisse der letzten 10 Jahre (es war die Zeit nach dem zweiten Weltkrieg mit ihrem Mangel an rasch wirksamen Chemotherapeutika) bei kritischer Umschau wissen, dass ein wirkliches ärztliches Helfen nicht darauf beruht, Medikamente zu verordnen, sondern der Natur ihre Heilmittel und Kunstgriffe abzulauschen".

Mit dem Aufkommen preiswerter, chemisch genau definierter Arzneimittel, deren stoffwechselverändernde Wirkung oft weitgehend abgeklärt werden konnte und mit der erneuten Zuwendung der Mehrheit aller Ärzte zu einer mechanisch-reparativen Denkweise, verschwand die Eigenurin-Therapie, wie auch andere Naturheilmittel und biologische Reizkörpertherapien aus dem Erfahrungsschatz der Praktiker.

Die obige Mitteilung von K. HERZ und JOH. ABELE erschien im Buch "Die Eigenharnbehandlung" (9., verbesserte und erweiterte Auflage. Karl F. Haug Verlag, Heidelberg 1994). Mittlerweile ist bei den Ärzten, bei der Bevölkerung und bei den Heilkundigen wiederum eine grössere Hinwendung zur biologischen Medizin festzustellen.

3. Kapitel:

Literaturhinweis zur A-L-Therapie

Der nicht sonderlich wissenschaftlich interessierte Leser kann die an dieser Stelle mitgeteilten Literatur-Angaben kurz überfliegen oder auch auslassen, wohingegen der Wissbegierige wohl mit Erstaunen feststellen wird, dass über diese noch vielfach unbekannte Materie schon manche Forschungsresultate mitgeteilt wurden.

Von einigen der jetzt erwähnten Veröffentlichungen werde ich unter anderem einige mir wichtig erscheinende Krankenberichte mitteilen, sodass der Lesende zu einem grösseren Verständnis für die ganze Problematik kommen wird.

Als ich in Thailand über die A-L-Therapie erstmals informiert wurde, empfahl man mir die zwei Bücher: "SHIVAMBU KALPA" von Arthur Lincoln Pauls, D.O. veröffentlicht. (Dieses Buch ist im Moment ausverkauft und nicht im Handel. D.O. heisst: Doktor der Osteopathie).

Das zweite mir dort empfohlene Buch war: "THE WATER OF LIFE", von J.W. Armstrong, Health science press, Saffron Waldon Essex, England

Weitere empfehlenswerte Bücher zur A-L-Therapie: "THE MIRACLES OF URINE THERAPY" von Dr. Beatrice Bartnett, Lifestyle Institute Margate, Florida, USA

Abele, J. / K. Herz: "DIE EIGENHARNBEHANDLUNG". 9., verb. und erw. Aufl. Karl F. Haug Verlag, Heidelberg 1994.

"AMAROLI, L'EAU DE VIE", Dr. med Christian Schaller, Bois des arts 38, CH-1225 Genève.

22

Dr. med. John F.O. Quinn, 1980, "URINE THERAPY", Life science institute P.O.Box 1057, Port Pierce, Florida, 3354.

Dr. med. C. P. Mithal, "DIE WUNDER DER URINTHERAPIE", Dr. C. P. Mithal, M.D., 99-C, Ramesh Nagar, New Delhi-110015.

Zusätzlich zu diesen Büchern wurden Berichte über Anwendungen und Erfahrungen mit der Urin-Therapie in verschiedenen medizinischen Zeitschriften veröffentlicht, welche ich in unsystematischer Folge anführe:

A-L hat antibakterielle, antivirale, antifungale (gegen Pilze) Eigenschaften (American Review of Respiratory Diseases, Vol. 91, No. 6, June 1965, pages 832-833).

Kaye Donald, "Antibacterial activity of human urine", Journal of clinical Investigation, Vol. 47, 1968, pages 2374-2390.

Bello Eduardo, "The original Therapy of wounds with urine, Practice Traditional with Peruvian Indians, explained and justified", Revista Medica da Vera Cruz (Mexiko), Vol. 20, No. 4, April 1, 1940, pages 3067-3071.

Schlegel, J.U. et al., "Bacterial effect of Urea", Journal of Urology, Vol. 86, No. 6, December 1961, pages 819-822.

Staff Writers, "Blood clots: Legs and Lungs", Harvard Medical School Health letters, Vol.-10., No. 3, January, 1985, pages 5.

Hermann, John R., "Autourotherapy" New York State Journal of Medicine, Vol. 80, No. 7, June, 1980, pages 1149-1154.

Wilson, C.W. M., and Lewis, A., "Auto-Immun-Therapy against human allergic diseases: a physiological self defense factor", Medical Hypothesis, Vol. 12, 1983, pages 143-158.

Free, A.H. and Free, H.M.: "Urinanalysis in clinical laboratory practice", CRC Press, Cleveland, Ohio, 1975, pages 13 and 17.

Ollerenshaw, G. J.W., "Antineoplaston hemmt das Wachstum von Krebszellen". Medical world, London, Vol. 64, March 1, 1946, pages 72-76.

Duffy,M., et alii: "Urokinase, ein Enzym, das die Arterien erweitert", Cancer, Vol. 62, No. 3, August 1, 1988, pp 531-533.

Raab W.,: Der Hautarzt, "Harnstoff in der Dermatologie", Internationales Symposium in Salzburg am 2. und 3. Dezember 1988.

Weissenborn Günther,: "Erfahrungen mit Eigenharnbehandlung" aus der Zeitschrift "Der Landarzt" Heft 35/1965.

Edam Karl,: "Eigenharnbehandlung", ebenda, Heft 35/1965
Fuhrmann H.,: "Die Auto-Uro-Therapie in der Allgemeinpraxis", ebenda, Heft 18/1965.

Herz Kurt,: "Auto-Uro-Therapie: Stand und Zukunftsaussichten", ebenda, Heft 14/1964.

4. Kapitel

Die Inhaltstoffe der Harnflüssigkeit

Jetzt dürfte der Zeitpunkt gekommen sein, wo sich der Leser und die Leserin für die Inhaltstoffe des Urins interessieren wird. Ich habe diese Aufzeichnungen den wissenschaftlichen Tabellen von Ciba-Geigy, 1977, entnommen; ich möchte mich für das Überlassen des Buches und die Möglichkeit der Auswertung bei der Firma ganz herzlich bedanken.

Vorerst eine mir nötig erscheinende Zwischenbemerkung für den Leser und die Leserin: Falls Sie nicht besonders wissenschaftlich interessiert sind, können Sie die folgenden Angaben einfach überfliegen oder sie auch ungelesen lassen. Ich halte es allerdings für meine Pflicht, die Neugierigen unter der Leserschaft über die vielfältige Zusammensetzung möglichst genau zu informieren. Es ist erstaunlich, welch grosse Anzahl von anorganischen und biochemisch- organischen Stoffen in dieser Körperflüssigkeit vorhanden sind. So kann man alsdann begreifen, dass durch die äussere Anwendung oder durch die Einnahme ein breites Wirkungsspektrum verständlich wird.
Möglicherweise wird auf diese Weise sogar der anfängliche Skeptiker etwas nachdenklich und ist dann vielleicht nicht mehr bereit, Ungewohntes sofort und ohne Prüfung einfach abzulehnen. Auf diese Weise entwickelt sich dann eine wirkliche Erfahrungsmedizin, die auf gesicherten Grundlagen steht.

In diesem Zusammenhang denke ich an eine selbst erlebte Begebenheit in einem Spital in China im Jahre 1977. Am Vormittag erlebte unsere Gruppe die Durchführung einiger chirurgischer Operationen, z.B. eine Struma-Operation, bei der die Schmerzunempfindlichkeit nur mit einigen gesteckten Akupunktur-Nadeln in der Hand und im Ohr erreicht wurde. Für mich war es ein erstaunliches Erlebnis, dass die operierte Patientin sogleich nach Beendigung des Eingriffes vom Operationstisch aufstand, dem Chirurgen mit Händeschütteln dankte und dann selbständig in das Krankenzimmer ging. Ich weiss gar wohl, dass gewisse Chirurgen diese Tatsache einfach nicht glauben können und behaupten, das stimme alles nicht. Mit dieser Bemerkung möchte ich keineswegs anregen, dass wir in Europa etwa die bewährten Methoden der intravenösen Narkose oder der Intubationsnarkose zugunsten der Akupunkturanalgesie (Schmerzunempfindlichkeit mittels einer besonderen Nadeltechnik) aufgeben sollten. Aber wir dürfen die für uns ungewohnte Durchführung in anderen Ländern nicht einfach ablehnen.

Am gleichen Nachmittag diskutierte ich zusammen mit einem mich begleitenden Apotheker mit dem Chef-Chirurgen des dortigen Spitals. Dieser erzählte uns einen erstaunlichen und weisen Ausspruch des damaligen ersten Vorsitzenden Maos. Dieser hatte vor einigen Jahren einige hundert Chefärzte nach Peking eingeladen (Es dürfte sich etwa um das Jahr 1972 gehandelt haben).
Damals habe Mao den anwesenden Ärzten gedankt, dass sie die bewährte Akupunktur und die Pflanzenmedizin in China anwendeten. Er wünsche aber von den Ärzten, dass sie sich auch mit der modernen Medizin in USA und in Europa befassen sollten. Sie mögen daraus das Gute und Fortschrittliche entnehmen und eine Mischung durchführen zum Wohle des chinesichen Volkes.

Nach meiner Meinung könnten und müssten wir ähnlich vorgehen mit etwas abgeänderten Vorzeichen; wir sollten unsere wissenschaftlich fundierte Medizin als Basis betrachten und gleichzeitig andere Verfahren aus der Erfahrungsmedizin und auch aus der Volksmedizin prüfen und bei Bewährung diese alsdann in unser System einbauen zum Nutzen der uns anvertrauten Kranken.

Nach diesen Bemerkungen informiere ich über die Zusammensetzung und über die einzelnen Bestandteile der Körperflüssigkeit **Harn**.

Farbveränderungen

durch Beigabe von Blut, von Gallenfarbstoffen, von besonderen Nahrungsmitteln, durch bestimmte Medikamente, wie Phenacetin u.a.

Beurteilung der Harnmenge:

Mittelwert von 1100 ccm bis 1300 ccm pro Tag.

Im Moment der Entleerung ist der Harn klar und durchsichtig; nach einer reichlichen alkalisierenden Mahlzeit jedoch kann er manchmal mehr oder weniger getrübt sein. Wenn man klaren Harn einige Zeit stehen lässt, erscheinen flockige Trübungen, die durch den Schleim aus den Harnwegen und bei alkalischem Harn durch verschiedene Kristalle (Erdalkaliphosphate) gebildet werden. Der Harn kann auch durch Lipide (Fette) getrübt sein.

Die Harnmenge ist erhöht bei hoher Wasser- und Salzeinnahme und proteinreicher (eiweissreicher) Kost, erniedrigt bei geringer Wassereinnahme, kohlehydratreicher Kost und bei starkem Schwitzen.

Mässige Polyurie (grosse Harnmenge): 2 - 6 Liter pro Tag
schwere Polyurie: 6-15 Liter pro Tag
Oligurie (geringe Mengen): weniger als 500 ccm pro Tag
Anurie: weniger als 100 ccm pro Tag
Totale Anurie: 0 ccm pro Tag

Der schwache, meist aromatische Geruch, rührt von nicht identifizierten Substanzen her.
Nach Genuss von z.B. Kaffee, Knoblauch oder Spargeln ändert sich der Geruch völlig; bei einem Gehalt an Aceton riecht der Harn obstartig; bei Zersetzung nach Ammoniak faulig oder nach Schwefelwasserstoff.

ph-Wert = Säurewert

Der normale Harn reagiert meist sauer durch die aus dem Protein-
und Phospholipidabbau stammende Schwefel- und Phosphorsäu-
re. Bei vegetarischer Kost kann er auch alkalisch werden, weil organische Säuren von Obst und Gemüse zu Bicarbonat abgebaut
werden.

Der ph-Wert des Harns unterliegt einem Tag- und Nachtrhythmus.
Der Harn ist am schwächsten sauer (manchmal alkalisch) nach
dem Erwachen, am stärksten sauer gegen Mitternacht.

Weitere anorganische Substanzen im Urin

· Bicarbonat	
· Chlorid	4,8 Gramm pro Tag (g/d)
· Phosphor	
· Schwefel	1,32 g/d
· Bromid	3,7 Milligramm pro Tag
· Fluorid	0,52 mg pro Liter
· Jodid	0,191 mg/die (pro Tag)
· Rhodanid	4,0 mg pro Liter
· Kalium	2,7 g/d
· Natrium	3,5 g/d
· Calcium	232 mg/d
· Magnesium	107 mg/d
· Eisen	88/ tausendstel mg/d
· Kupfer	36 tausendstel mg/d
· Zink	525 tausendstel mg/d
· Cobalt	0,73 tausendstel mg/d
· Selen	30 tausendstel mg/d
· Arsen	180 tausendstel mg/d
· Blei	35 tausendstel mg/d
· Silber	0,55 tausendstel mg/d

ad Chlorid:

Die Ausscheidungsrate ist während der Nacht geringer als am Tag. Sie steigt mit zunehmender Kochsalzeinnahme und ist erhöht unter Einwirkung von Diuretika (= wassertreibende chemische Medikamente).

ad Phosphor:

Der Phosphor des Harns liegt zu 95-100% in anorganischer Form vor. Dieses Phosphat stammt zum grössten Teil aus der Nahrung, zum kleineren Teil aus dem endogenen (= inneren) Stoffwechsel von organischen Phosphaten. Etwa 50-80% der Nahrungsphosphate erscheinen im Harn. Die Ausscheidungsrate erreicht ein Maximum in der Nacht, ein Minimum am Vormittag. Sie wird durch das Nebenschilddrüsen-Hormon beeinflusst und ist von der Nierenfunktion abhängig.

ad Schwefel:

Der Schwefel des Harns besteht vor allem aus freiem Sulfat. Anorganisches Sulfat entsteht beim Stoffwechsel schwefelhaltiger Aminosäuren; die Ausscheidung ist daher bei eiweissreicher Kost erhöht und bildet ein Mass für die Qualität der Nahrungsproteine (Protein = Eiweiss).

ad Bromid:

Etwa 90% des zugeführten Broms werden im Harn ausgeschieden.

ad Kalium:

Die Ausscheidungsrate ist während der Nacht geringer als am Tag. Sie ist erhöht unter der Einwirkung von manchen diuretisch wirkenden Medikamenten, doch gibt es auch kalium-zurückhaltende Diuretika.

ad Natrium:

Nierengesunde können bei Einnahme von 6-20 Gramm Kochsalz pro Tag etwa 90-95% des zugefügten Natriums ausscheiden.

(Kochsalz = NACL). Die Ausscheidung steigt bei Nebenniereninsuffizienz, z.B. bei Addison'scher Krankheit.

ad Calcium:

Die Calcium-Ausscheidung ist im hohen Alter erniedrigt, nach Mahlzeiten gesteigert und wird durch die Zusammensetzung der Kost beeinflusst. Die anhaltende Calciumausscheidung bei totalem Fasten einer Null-Diät steht wahrscheinlich mit der metabolischen Acidose (Auftreten von Säuren beim Stoffwechsel) im Zusammenhang. Ich persönlich frage mich, ob das nicht eine Erklärung abgibt für das Auftreten von Knochenschmerzen in der Wirbelsäule bei Wasserfasten. Unter östrogenhaltigen Ovulationshemmern (z.B. die "Pille") geht die Calciumausscheidung zurück.

ad Magnesium:

Von dem in der Nahrung enthaltenem Magnesium wird etwa ein Drittel absorbiert und im Harn ausgeschieden. Nach Kohlehydratzufuhr steigt die Magnesiumausscheidung. Auch hier steht die anhaltende Magnesiumausscheidung bei totaler Nahrungskarenz wahrscheinlich im Zusammenhang mit der metabolischen Acidose.

ad Eisen:

Das Eisen entstammt vorwiegend der Mikrohaematurie (= kleine Blutmengen im Urin) und aus mitfliessenden Zellen aus Nierentubuli (Nierenröhrchen) und Blasenschleimhaut.

ad Kupfer:

Etwa 3% des zugefügten Kupfers werden im Harn ausgeschieden (die übrige Ausscheidung erfolgt durch die faeces = Stuhl).

ad Zink:

Etwa 5% des zugeführten Zinks werden im Harn ausgeschieden. Die Zinkausscheidung ist pathologisch (krankhaft) erhöht bei Zuckerkrankheit und Krebs und bei totaler Nahrungsenthaltung.

30

ad Arsen:
Etwa 20% des zugeführten Arsens werden im Harn ausgeschieden.

ad Blei:
Etwa 7% des zugeführten Bleis werden im Harn ausgeschieden.

ad Quecksilber:
Etwa 75% des zugeführten Quecksilbers werden im Harn ausgeschieden.

Andere Elemente:
In der Kost relativ reichlich vorhandene Elemente, wie Aluminium, Zinn, Zirkon, Strontium und Vanadium werden praktisch nicht absorbiert und gehen zu mehr als 99% mit dem Kot ab.

Stickstoffhaltige Substanzen im Harn:
· Gesamtstickstoff   9,19 g/Liter
· Harnstoff   20,6 g/Tag
· Creatin   85 mg/Tag
· Creatinin   1,49 g/l
· Guanidin   0,38 mg/Tag
· und andere...

ad Gesamtstickstoff:
Die Ausscheidung ist ein Mass für die Proteinzufuhr.Bei stickstoff-freier, aber sonst normaler kalorischer Kost werden täglich 2-3 Gramm ausgeschieden. Bei totaler Nahrungsabstinenz betragen die Stickstoffverluste im Harn infolge von verstärktem Abbau von körpereigenem Eiweiss 2-6 Gramm täglich. Bei eiweissreicher Kost besteht der Harnstickstoff bis zu 90%, bei proteinfreier Kost bis zu 50-60% aus Harnstoff.

ad Harnstoff:
Die Harnstoffausscheidung ist der Proteinzufuhr porportional und vom Proteinstoffwechsel abhängig.

ad Creatin:
Die Creatinausscheidung ist bei Kindern grösser als bei Erwachsenen. Sie steigt bei reichlicher Creatinzufuhr (rohes Fleisch) und bei Muskelabbau. Nach 11-17tägiger Bettruhe wurden erhöhte Werte gefunden.

ad Creatinin:
Die Creatininausscheidung ist bei fleischreicher Kost grösser als bei fleischloser. Pathologisch erhöht ist die Ausscheidung bei Schilddrüsenunterfunktion und bei Zuckerkrankheit.

Aminosäuren : (freie Aminosäuren im Harn, mikromol/Tag).

· Alanin	337,5
· Carnosin	56,7
· Glycin	1760
· Histidin	1118
· Leucin	43
· Lysin	470
· Methionin	18,5
· Phenylalanin	65,9
· Serin	429,5
· Tyrosin	120
· Valin	40,8
· Hydroxyprolin	
· und andere...	

Erworbene Veränderungen der Aminosäuren-Ausscheidung bei:
· Unterernährung
· Vitamin-D-Mangel
· Ascorbinsäuremangel
· Muskeldystrophie
· Lebercirrhose
· und anderem...

ad Aminosäuren:

Etwa 40% der Aminosäuren liegen im Harn in freier Form vor. Bei der Beurteilung der Aminosäuren-Ausscheidung sollen alters- und geschlechtsspezifische Durchschnittswerte herangezogen werden. Bei Frauen ist überdies die Einnahme von Ovulationshemmern (die Pille) zu berücksichtigen. Ein gewisser Einfluss übt auch die Kost aus.

An Kohlehydrat gebundene Aminosäuren:

Galactosylhydroxylysin

Xylosylserin

Bei Knochen-und Bindegewebs-Stoffwechselkrankeiten ist die Ausscheidung von Hydroxylysin und Xylosylserin erhöht.

Hydroxyprolin ist im Körper vorwiegend im Kollagen (Bindegewebe) gebunden, das als Bestandteil der Knochenmatrix (Muttersubstanz) einem ständigen Aufbau und Abbau unterliegt.

Die Bestimmung von Hydroxyprolinausscheidung eignet sich vor allem zur Verlaufskontrolle von Knochenkrankheiten. Eine erhöhte Ausscheidung zeigt eine gesteigerte Aktivität des Skelett-Stoffwechsels an.

Weitere stickstoffhaltige Substanzen im Harn:

· Cholin	5,6-9,0 mg/d (Milligramm pro Tag)
· Carnitin	57,7 mg/die
· Piperidin	5,7 mg/die
· Spermidin	2,4 mg/die
· Spermin	0,4 mg/die
· Dopa, frei	22 tausendstel mg/d
· Adrenalin	24 tausendstel mg/d
· Noradrenalin	52 tausendstel mg/d
· Serotonin	131 tausendstel mg/d
· Tryptamin	64 tausendstel mg/d
· Aminolävulinsäure	2,52 mg/d
· Porphyrine	39 tausendstel mg/d
· Bilirubin	circa 0,3 mg/liter

ad Serotonin:
Speziell die Ausscheidung des konjugierten Serotonins ist bei Krebstumoren erhöht.

ad Tryptamin:
Die Ausscheidung ist bei Parkinsonscher Krankheit erhöht.

ad Aminolävulinsäure:
Stark erhöht bei Bleivergiftungen und bei "Porphyria acuta intermittens".

ad Bilirubin:
Die Werte gelten für Kinder und Erwachsene. Im Harn findet sich normalerweise nur unkonjugiertes Bilirubin. Die Ausscheidung ist erhöht:
bei hepatischem (von der Leber herrührend) und obstruktivem (eine Stauung in Leber- oder Gallengängen) Ikterus (Gelbsucht) und bei einer idiopathischen Form (man kennt den Grund nicht, evtl. angeborenen Form) von Bilirubinausscheidung im Urin.

Hämoproteine:
Nicht in roten Blutkörperchen enthaltenes Hämoglobin (roter Blutfarbstoff) findet sich normalerweise nicht im Harn.

Purinbasen als Bestandteile im Urin:
· Hypoxanthin   9,7 mg/d
· Xanthin   6,1 mg/d
· Adenin   1,4 mg/d
· Guanin   0,4 mg/d
· Nucleoside

Zyklische Nukleotide wie:
· Adenosin-3,5,-monophosphat   1,74 mg/d
· Harnsäure   528 mg/d

Pyrimidine und verwandte Verbindungen:
- Uracil   4-6 mg/d
- Carbamylasparaginsäure   1,88 mg/d
- Orotsäure   1,4 mg/d

Nichtdialysierbares Material und Protein:
- Ultrafiltration. Dialyse, Protein nach Kieldahl
- Bestandteile des nichtdialysierbaren Materials im Harn
- N-Acetylneuraminsäure
- Fucose
- Hexosen
- Hexosamin
- Hexuronsäure
- Protein
- Anorganische Substanzen.

Bei Schädigung der glomerulären Permeabilität (Durchlässigkeit der Nierenkanälchen) erscheinen vor allem hochmolekulare Proteine im Harn (Albumin und gröbere Moleküle). Bei schwerer körperlicher Anstrengung kann die Proteinausscheidung vorübergehend auf das 50-100-fache ansteigen.

Ausscheidung verschiedener Proteine im Harn:
- Albumin   6,2 mg/d
- Haptoglobin   0,10 mg/d
- Transferrin   0,68 mg/d
- IgG   1,93 mg/d
- IgA   0,58 mg/d
- IgM   0,34 mg/d

Enzyme:
- als Enzymvorstufen: Uropepsinogen

Es sind gegen 30 im Harn nachgewiesene Enzyme vorhanden:
- Lactatdehydrogenase
- gamma-Glutamyltransferase
- alpha-Amylase

ad Uropepsinogen:
Ein kleiner Teil des von der Magenschleimhaut ausgeschiedenen Pepsinogens gelangt ins Blut und wird durch die Nieren ausgeschieden. Ein Fehlen von Uropepsinogen im Harn lässt auf Atrophie der Magenschleimhaut schliessen.

ad alpha-Amylase:
Die Exkretionsrate ist erhöht bei akuter Pankreatitis (Bauchspeicheldrüsen-Entzündung), erniedrigt bei ungenügender Pankreasfunktion.

ad Lysozym:
Das Enzym findet sich vorwiegend in den Monozyten (besondere Zellart der weissen Blutkörperchen). Es kann bei Leukaemie (besonders bei monozytärer Form) bis auf das 1000-fache erhöht sein.

ad beta-N-Acetylglucosaminidase:
Die Ausscheidung ist bei Nephropathien (allgemeine Nierenleiden) erhöht. Erhöhte Aktivität des Enzyms im Harn kann der erste Hinweis auf die Abstossung eines Nierentransplantates sein.

Kohlehydrate:
Die Kohlehydrate im Harn liegen zum Teil frei, zum Teil in Form von Glycoproteinen, Mucopolysacchariden und Glycopeptiden vor. Im Harn ist eine Reihe freier Kohlehydrate nachweisbar, die teils der Nahrung entstammen, teils endogen (in einem inneren Stoffwechselprozess) gebildet werden.

darunter fallen:
· Arabinose   20   mg/d
· Xylose   12   mg/d
· Ribose   7   mg/d
· Fucose   24   mg/d
· Rhamnose   0,075 mg/d

. Ketopentose	4,3	mg/d
. Glucose	71	mg/d
. Galactose		
. Mannose		
. Fructose		
. Lactose	7,6	mg/d
. Saccharose		
. Fucosylglucose	Spuren	
. Raffinose		
Polyole wie:		
. Ribit	8	mg/d
. Arabit	45	mg/d
. Xylit	8	mg/d
. Mannit	28	mg/d
. Sorbit	10	mg/d
. Zuckersäure	7,5	mg/d
. Glucuronsäure	431	mg/d

Kohlenhydrate, nicht dialysierbar:

. Hexosen	72,6 mg/d
. Hexosamine	26,5 mg/d
. Glucuronsäure	2,7 - 7,3 mg/d

ad Glucuronsäure:

Glucuronsäure ist zum grössten Teil an Phenole und Säuren gebunden. Zur Entgiftung und Ausscheidung solcher Substanzen kann die Leber grosse Mengen Glucuronsäure bereitstellen. Bei Frauen schwankt die Ausscheidung mit dem Zyklus. Der Glucuronsäuregehalt des Harns ist erhöht bei schweren Verbrennungen und bösartigen Erkrankungen, erniedrigt bei rheumatischen Erkrankungen und Lebererkrankungen.

ad Glucose:

Die Glucoseausscheidung ist während der Schwangerschaft unregelmässig und manchmal stark erhöht. Sie steigt mit zunehmender

Glucose-Zufuhr und ist pathologisch erhöht bei gewissen Nieren-
schädigungen, bei Diabetes mellitus (Zuckerkrankheit), bei Ne-
bennierenrindenvergrösserung und in Fällen von Kopfverletzun-
gen und bei Hirntumoren.

Stickstofffreie Substanzen:
· organische Säuren
· Ameisensäure   13   mg/l
· Essigsäure   41   mg/d
· Buttersäure   33   mg/d

langkettige Fettsäuren:
· Laurinsäure   0,08 mg/l
· Myristinsäure   0,21 mg/d
· Palmitinsäure   1,15 mg/d
· Stearinsäure   0,43 mg/d
· Ölsäure   0,68 mg/d
· Linolsäure   0,20 mg/d
· Glycoxylsäure   3,7 mg/d
· Milchsäure   45,8 mg/d
· Brenztraubensäure   9,6 mg/d
· Oxalsäure   19,6 mg/d
· Äpfelsäure   5,4 mg/d
· Weinsäure   0,13 mg/d
· alpha-Oxoglutarsäure   12,0 mg/d
· Citronensäure   528 mg/d
· Ketonkörper   10-100 mg/d
· Acetaldehyd   16   mg/l
· Aceton   0,8 mg/l

Phenole, aromatische Säuren:
· Phenol   10   mg/d
· p-Cresol   87   mg/d
· Brenzcatechin   5,7   mg/d

· Phenylessigsäure 159 mg/d
· 4-Hydroxy-3-methoxy-phenylglycol 3 mg/d

Lipide:
· Gesamtlipide 15,6 mg/d
· Gallensäuren
· Prostaglandine

ad organische Säuren:
Bei Säuglingen dominieren aliphatische, bei Erwachsenen nach Genuss von Früchten und Gemüsen aromatische Säuren.

ad Oxalsäure:
Die Oxalsäureausscheidung steigt mit der Harnfliessrate und ist grösser bei oxalreicher als bei oxalarmer Kost. 35-50% der Oxalsäure im Harn dürften aus Ascorbinsäure gebildet werden.

ad Milchsäure:
Die Ausscheidung ist nach starker Muskelarbeit erhöht.

ad alpha-Oxoglutarsäure:
Die Ausscheidung ist erniedrigt bei chronischer Niereninsuffizienz.

ad Citronensäure:
Die Ausscheidung ist bei kohlehydratreicher Kost höher als bei proteinreicher.

ad Ketonkörper:
Ausscheidung ist erhöht beim Fasten, besonders bei gleichzeitiger Muskelarbeit, pathologisch erhöht ist sie bei schlecht eingestelltem Diabetes.

ad Phenylessigsäure:
Ausscheidung erhöht bei zystischer Fibrose, bei Coeliakie und bei Ascorbinsäuremangel.

ad 4-Hydroxy-3-methoxyphenylglycol:
Die Verbindung ist ein Produkt von Adrenalin und Noradrenalin.
Werte erhöht bis zum 1000-fachen beim Neuroblastom.

ad Lipide:
Ausscheidung bei Nierenkrankheiten erhöht.

Vitamine:
- Thiamin   900   tausendstel mg/d
- Riboflavin   1,0   mg /d
- Vitamin B6   40   tausendstel mg/d
- 4-Pyridoxsäure   0,71   mg/d
- Nicotinsäure   1,16-1,54 mg/l
- Vitamin B-12   60,3   mg/d
- Folsäure   9,5   tausendstel-mg
- Biopterin   2,1   mg/l
- Panthotensäure   3,83   mg/ d
- Ascorbinsäure   45,4   mg (bei Neugeborenen)

ad Riboflavin:
Bei einer Riboflavineinnahme von weniger als 1 mg pro Tag werden gegen 10% der eingenommenen Menge ausgeschieden. Bei höherer Einnahme 30% und mehr.

ad Vitamin B6:
Die Phosphate des Vitamins scheinen im Harn nicht vorzukommen. Bei Vitamin-B6-Mangel sinkt die Ausscheidung.

ad Vitamin B 12:
Die Ausscheidung nimmt bei steigender Konzentration im Serum zu.

ad Folsäure:
Die Ausscheidung nimmt mit steigendem Serumfolsäurespiegel zu. Sie ist während der Schwangerschaft und bei Zirrhose erhöht.

ad Biopterin:
Die Ausscheidung ist vor allem bei Patienten mit Uraemie erhöht.

ad Ascorbinsäure:
Die Ausscheidung ist abhängig von der Konzentration im Serum und diese wiederum von der Einnahme und dem Grad der Gewebesättigung. Bei Gaben grosser Mengen Ascorbinsäure erscheinen 60-80% im Harn, und die zurückbehaltene Menge lässt einen Rückschluss auf das Gewebedefizit zu. Bei der Frau verändert sich die Ausscheidung im Verlauf des Zyklus. Unter Verwendung von Ovulationshemmern (Pille) ist sie erniedrigt.

Hormone im Urin: (Die folgenden Angaben stammen aus den wissenschaftlichen Tabellen von 1968 von Ciba-Geigy. Die Ausscheidungswerte dürften sich im Lauf der Zeit nicht gross geändert haben. Der entsprechende Teilband "Endokrinologie" mit den neuesten Werten ist noch nicht erschienen.

ad Gonadotropine des Hypophysenvorderlappens.
Gesamtgonadotropinausscheidung im Harn:
bei Männern, 18-40 Jahre   : 7,7 (mg des 1.IRP-HMG/24 h)
bei Frauen (nach Menopause): 76   (E des 1.IRP-HMG/24 h)

Die Gonadotropine wirken direkt auf die Gonaden beider Geschlechter und indirekt auf die männlichen und weiblichen Geschlechtsorgane durch Stimulierung der Sekretion von Keimdrüsensteroiden.

ad Corticoptropin: (ACTH = adrenocorticotropic hormone)
Wahrscheinlich werden kleine Mengen von ACTH (ungefähr 0,07 mlE/24 h) mit dem Harn ausgeschieden.
ACTH stimuliert das Wachstum der Nebennierenrinde.

ad Prolactin:

In der Literatur finden sich Angaben über den Nachweis einer Prolactinaktivität in Blut und Harn von Frauen und Männern; angesichts der Schwierigkeiten der Extraktion und der Bestimmung sind diese Daten nur schwer zu beurteilen.

Prolactin ist von wesentlicher Bedeutung für das Wachstum der Milchdrüsen beim Tier.

ad Lactogenes Hormon der Placenta:

Beim Termin liegt die Ausscheidung im Harn unter 0,1 mg/24 h.

Das Hormon hat wahrscheinlich eine schwache somatotrope Wirkung ähnlich der vom Wachstumshormon, ferner eine mammotrope und luteotrope Aktivität ähnlich der von Prolactin.

ad Oxytocin und Vasopressin:

Im Harn werden bei normalen Flüssigkeitsverhältnissen gegen 5-32 mIE/24 h ausgeschieden.

Der Hypophysenhinterlappen scheint Oxytocin und Vasopressin immer zusammen in die systemische Zirkulation abzugeben.

ad Schilddrüsenhormone:

Im Harn findet sich Thyroxin nur in sehr geringer Menge; das beim Abbau der Schilddrüsenhormone freigesetzte Jod wird, sofern es nicht von der Schilddrüse aufgenommen wird, durch die Nieren ausgeschieden.

ad Catecholamine:

Die wichtigsten Vertreter sind Dopamin, Noradrenalin und Adrenalin.

Catecholaminausscheidung im Nachtharn (Mikrogramm/h)
· Adrenalin   0,04   (h = pro Stunde)
· Noradrenalin   2,36
· Dopamin   8,22

Im Harn erscheint nur ein kleiner Teil der secernierten Catecholamine in unveränderter Form.

ad Insulin:
Geringe Mengen Insulin werden mit dem Harn ausgeschieden, im Durchschnitt etwa 5 mIE/h.

Insulin beeinflusst direkt oder indirekt praktisch alle Organe und Stoffwechselreaktionen des Organismus. Die Verabreichung von Insulin bewirkt eine Abnahme der Glucose-Abgabe aus der Leber.

ad Erytropoietin:
Das ist ein nachweisbarer Faktor, der die Bildung von roten Blutkörperchen in spezifischer Weise stimuliert.

Erytropoietinausscheidung im Harn (IE/24 h)
· Männer: 0,54
· Frauen: 0,22

Erytropoietin stimuliert die Proliferation der Erythroblasten im Knochenmark, führt zu einer Erhöhung der Retikulozyten- und Erytrozytenzahl im peripheren Blut und steigert den Stoffwechsel des Knochenmarks.

ad Corticosteroide:
Zusammenhang zwischen Steroiden von Nebennierenrinde und wichtigen Harnsteroidfraktionen:

Harn:
· Androsteron
· Cortisol
· 1-Hydroxyandrosteron
· Corticosteron
· Aldosteron

Ausscheidung von Corticosteroiden im Harn:
· Aldosteron   5-tausendstel mg/24 h
· Corticosteron   0,02 mg/24 h
· Cortison   0,09 mg/24 h

ad Androgene:
Testosteron findet sich im Harn vorwiegend als Glucuronid.

Die Angaben über die Testosteronausscheidung im Harn stimmen wenig überein.

Testosteronausscheidung im Harn (Tausendstel mg/24h

Gesamttestosteron:
· Männer, 16 -20 Jahre   78
· Männer, 21-63 Jahre   51,7
· Frauen, 20-55 Jahre   6,5

Testosteronglucuronid:
· Männer   72
· Frauen   12

Testosteron, frei:
· Männer   1,1
· Frauen   0,7

ad Progesteron:
Progesteron ist ein Zwischenprodukt bei der Biosynthese aller anderen Steroidhormone. Es wird von Nebennierenrinde, Eierstock, Hoden und Plazenta gebildet.
Interessanterweise betrug die Produktionsrate im Plasma (Blut) beim Mann 0,59 mg pro Tag, die Harnproduktionsrate aber 3,8 mg pro Tag. Während der Schwangerschaft verläuft die Progesteronproduktion ungefähr proportional dem Plazentagewicht: zum Termin erreicht sie Werte von ungefähr 250 mg pro Tag.

Das von der Plazenta gebildete Progesteron wird in den Fötus transportiert, wo es zu weniger aktiven Verbindungen abgebaut wird. Zwischen Fötus und Plazenta, Mutter und Plazenta, sowie Fötus und Mutter besteht ein dynamischer Austausch von Progesteron und seinen Metaboliten (Abkömmlingen).

Auscheidung von Progesteronmetaboliten im Harn (mg/24 h)
· Pregnandiol:

Männer	0,92
Frauen: Proliferationsphase	1,12
Lutealphase	3,3
nach Menopause	0,63

Die Hauptwirkung des Progesterons auf den Uterus (Gebärmutter) besteht in der Erhaltung der Schwangerschaft bis zum Geburtstermin.

ad Östrogene:
Die Orte der Östrogenproduktion sind beim Menschen vorwiegend das ovar (Eierstock) und die Plazenta. Kleinere Mengen werden von der Nebennierenrinde und den Hoden gebildet.
Die Östrogene werden im Harn fast ausschliesslich gepaart mit Glucuronsäure oder Schwefelsäure ausgeschieden.

Ausscheidung von Östrogenen im Harn (tausendstel mg/24 h):
– Frauen nach der Menopause:
        Gesamtöstrogene 5,5
– Männer, 20-50 Jahre
        Gesamtöstrogene 10,3

– Schwangere, 1 Woche vor Geburt: 30800

Funktion der Geschlechtshormone:

– Männlicher Organismus:
Androgene bewirken :
· Entwicklung der primären Geschlechtsorgane Hoden, Prostata, Penis
· Entwicklung der sekundären Geschlechtsmerkmale
· Psychisches Verhalten: Libido, männliche Aktivität

– Weiblicher Organismus:
Östrogene bewirken :
· Entwicklung der primären Geschlechtsorgane
· Entwicklung der sekundären Geschlechtsmerkmale
· Psychisches Verhalten: Libido, weibliche Passivität

· im weiblichen Zyklus:
    Eireifung
    Proliferationsphase
    Sekretionsphase
    Eiwanderung

· in der Schwangerschaft:
    zu ihrer Aufrechterhaltung nötig
    Lockerung des Beckengürtels
    Wachstum des Milchdrüsengewebes
    Verhinderung der Milchsekretion bis zur Geburt

· nach der Geburt:

Aufrechterhaltung der Milchsekretion
bei hohen therapeutischen Dosen
Verhinderung der Milchsekretion
Involution (Grössenabnahme) der
Gebärmutter und Vorbereitung der neuen
Zyklusperiode

5. Kapitel

Wie ist die Wirkung zu erklären?

Nach der Darstellung der erstaunlichen Vielfalt der Inhaltstoffe ist eine positive Wirkung verständlich geworden. A-L stellt eine lebendige Substanz dar. Die Flüssigkeit ist voll des Lebens und enthält die so wichtige Lebensenergie.

In der additiven Medizin kennen wir schon manche Methoden, die sich mit der Lebensenergie befassen. Wir haben im menschlichen Körper ein inneres Heilprinzip; ich benenne das mit dem Ausdruck "Der innere Arzt". Dieser innere Arzt ist mit grosser Intelligenz ausgestattet und will den jeweiligen Organismus – ob Pflanze, Tier oder Mensch – möglichst gesund erhalten. Selbsttätig und gewöhnlich im unbewussten Bereich ist er in dauernder Tätigkeit, er kennt keine Nachtruhe, keinen Sonntag, keine Ferien, er ist immer da, solange der Organismus lebendig ist.

Ich hege grösste Achtung und Wertschätzung für diesen Arzt in uns. Wir sollten mit all unseren heilerischen Massnahmen seine Tätigkeit unterstützen. Oftmals gelingt es ihm, eine eingetretene Krankheit auf völlig natürliche Art und Weise zu bekämpfen. Wir sind natürlich dankbar, dass unsere medizinische Wissenschaft Mittel und Wege gefunden hat und sie uns zur Verfügung stellt, um diese in uns wohnende Lebenskraft zu unterstützen. Die moderne Hygiene und viele hochwirksame Medikamente haben im Bereich der inneren Medizin wesentlich mitgeholfen, das Leben zu verlängern und Krankheiten zu besiegen. Dasselbe gilt natürlich für die fortgeschrittene Chirurgie und für alle andern Sparten der gegenwärtigen Heilkunst. Noch einmal möchte ich auf jenen Ausspruch von Mao, dem ehemaligen ersten Vorsitzenden der Volks-Republik China hinweisen, das "sowohl-als auch", das "et...et" in der Behandlung von Krankheiten.

Mit diesem Grundgedanken möchte ich die A-L-Therapie zur Anwendung bringen. Wie schon am Anfang des Buches erwähnt, hörte ich das erste Mal von dieser Heilungsmöglichkeit während meines Aufenthaltes in einem homöopathischen Spital. Dort wurden wir jungen Ärztinnen und Ärzte mit der sogenannten Simile-Regel von Hahnemann bekannt gemacht. Der Begründer der Homöopathie, Dr. Samuel Hahnemann, lehrte, dass eine Krankheit gebessert oder geheilt werden könne, wenn man dem Patienten die spezifisch krankmachende Substanz in allerdings sehr verringerter Dosis – der sogenannten Potenzierung – verabreiche.

Hinsichtlich der A-L-Therapie bahnten sich bei mir allmählich ähnliche Überlegungen an. Könnte es eventuell sein, dass die im Harn ausgeschiedenen spezifischen Krankheitsstoffe im Recycling-Vorgang den innern Stoffwechsel irgendwie zur Heilung anregen können? so fragte ich mich. Gleichermassen dachte ich in diesem Zusammenhang an die uns bekannte Impfung als Prophylaxe gegen Infektionskrankheiten. Will man z.B. ein Kind gegen Diphtherie oder gegen Kinderlähmung impfen, so verabreicht ihm der Arzt abgeschwächte Krankheiserreger oder direkt das Gift (Toxin) dieser Erreger. Damit erreicht er, dass das Kind in Zukunft gegen diese Krankheit gänzlich gefeit ist oder sie höchstens in abgeschwächter Form bekommt. Natürlich sucht man nach einer Erklärung für dieses erfreuliche Geschehen. Durch diese Impfung wurde das Immunsystem derart angeregt und gestärkt, dass der entsprechende Organismus nunmehr spezifische Abwehrkräfte gegenüber gerade dieser Erkrankung einsetzen kann. Ist es nicht naheliegend, dass die A-L-Therapie auf diese Weise helfen könnte?

Des weitern erinnere ich mich, dass man schon vor 30 Jahren Urin eines Patienten mit der Fragestellung einsenden konnte, ob in dieser Flüssigkeit Abwehrfennente gegen spezifische erkrankte Organe vorhanden sind. Mutmasste man z.B. eine Lebererkrankung, so fand Professor Abderhalden entsprechende Hinweise vom geschädigten Organ "Leber"; dasselbe zeigte sich bei Herz-, Nieren-, Knochen-Erkrankungen etc.

Also – ergo – gibt der erkrankte Mensch spezifische Meldungen und Informationen von einem geschädigten Organ. Könnte es eventuell sein, dass diese negativen Informationen im Recycling-Verfahren einen Heilungsprozess einleiten, ihn unterstützen und den Patienten zur Genesung führen?

In diesem Lichte prüfte ich die Aussage des alten indischen religiösen Werkes des "Damar-Tantra", wo gesagt wurde, dass Gott Shiva den Menschen eine eigene Apotheke mitgegeben habe.

Noch eine weitere Überlegung: In der Natur gibt es eigentlich nirgends eine Energie-Verschwendung. Im Herbst fallen die alten und quasi abgestorbenen Blätter zu Boden. Lässt man sie liegen, erweisen sie sich als Nahrung für den Humus, und sie sind gleichsam eine Gesundkost für die neu wachsenden Pflanzen.

Das ist aber bei weitem nicht alles. Deshalb habe ich auf die vielfältige Zusammensetzung dieser Körperflüssigkeit so stark hingewiesen. Könnte es nicht sein, dass unser intelligenter Körper nebst den negativen Krankheitsinformationen zudem auch direkt heilwirkende Substanzen gebildet hat, welche ebenfalls im Recycling-Prozess die Gesundung einleiten, sie beschleunigen oder gar vollständig alleine durchführen?

Wir wissen doch aus der Geschichte – aus der Botanik, aus der Zoologie, aus der Menschheitsgeschichte – dass sich nur die gesundesten Individuen weiter entwickelten, dass sie sich an die jeweilige Umwelt anpassten. Nur ein kleines Beispiel dafür: Die Anopheles-Mücke ist die Überträgerin der Malaria. Als vor wenigen Jahrzehnten das DDT (ein chemisches Mittel, das man zerstäubte und dadurch die Mücken vernichtete) in der Bekämpfung eingesetzt wurde, gingen die Malaria-Erkrankungen weltweit wesentlich zurück. Mit der Zeit entwickelten sich neue Anophelesarten, die gegenüber DDT weitgehend immun waren. Wenn ihr Immunsystem dazu in der Lage war, finde ich es naheliegend,dass unser menschliches Immunsystem mit derselben Fähigkeit ausgerüstet ist. Es liegt dann an uns, diese eigene "Hausmacht" zu unterstützen und sie im Erkrankungsfall gezielt einzusetzen. (Es ist natürlich zu bedenken, dass die Anopheles-Generationen in weit kürzerer Zeit erfolgen als etwa beim Menschen.)

Ist das nur ein phantasievoller Zukunftstraum, dass es unseren Wissenschaftlern einst gelingen wird, solche spezifischen Heilmittel aus dem Urin herzustellen und dieselben gezielt für die jeweilige Behandlung einzusetzen? Es handelt sich vielleicht um Neurotransmitter, um Peptide, um gewisse Eiweissverbindungen. Als Ausgangsmaterial für die Forschungen würde sich die A-L-Flüssigkeit weit besser eignen als das Blut, weil die Beschaffung so viel leichter wäre. Das ist vielleicht ein grosser Hoffnungsstrahl für einige schwere Erkrankungen, denen man heute noch nicht so gut beikommen kann; darunter erwähne ich Krebs, Aids, Nervenkrankheiten, wie Schizophrenie, multiple Sklerose und andere mehr.
Allerdings wird diese Arbeit und Forschung nicht leicht sein. Man müsste sich abmühen, die gefundenen Wirksubstanzen möglichst rein herzustellen. In der Ganzheitsbetrachtung ist aber manchmal das Ganze wirksamer als die Teile.

Man kann sich fragen, ob es sinnvoll ist, einzelne Fragmente isoliert einzusetzen, wenn im Ausgangsmaterial alle erforderlichen Faktoren als biologische Organisationseinheit vorhanden sind.

6. Kapitel:

Die verschiedenen Anwendungsarten

Eine kleine Vorbemerkung zu diesem Kapitel: Um die positiven Wirkungen voll auszunützen, ist es wichtig, dass man die eigene A-L-Flüssigkeit verwendet. Wohl befindet sich nach dem vorher Mitgeteilten auch im fremden Urin (von andern Personen) eine Unzahl von Wirkungsstoffen, doch der individuelle, auf die jeweilige Krankheit eingestimmte Heilfaktor ist dann nicht vorhanden. Ich gebe zu, dass diese Ansicht vorläufig noch auf einer reinen Annahme beruht, jedoch eine grosse Anzahl von erreichten Resultaten bei Krankheitsfällen spricht dafür.

Man kann selbstverständlich im Einzelfall von diesem Grundsatz abweichen, es wäre sicherlich falsch, bei der Therapie eine dogmatische Wortklauberei zu betreiben. So werden in der einschlägigen Literatur Fälle beschrieben, wo der hoffnungslos Kranke gar nicht mehr in der Lage war, eigenen Urin zu produzieren. Da kann man dann behelfsmässig Fremdurin eines Nahestehenden benützen. Ein Inder erzählte mir, dass das bei gewissen Schlangenbissen der Fall sei, wo nach der eingetretenen Schockwirkung kein Eigenharn mehr produziert werden konnte.

Ein ähnliches Vorgehen könnte man beim Säugling empfehlen, wo man dann den mütterlichen Harn verwendet.
Aus indischen Berichten las ich von der merkwürdigen Sitte in Dörfern, dass dort angeblich Kuh-Urin getrunken werde. (Ich muss zwar gestehen, dass ich für dieses Vorgehen eine grosse eigene Hemmschwelle hätte).

Vor einiger Zeit erfuhr ich in meiner Praxis von einem seltsamen Geschehen, über das man nachdenken muss. Eines Tages betrat eine Patientin mein Sprechzimmer und sagte gleich bei der Begrüssung: "Herr Doktor, wir verdanken Ihnen einen Gewinn von 7000

Schweizerfranken." Was war geschehen? Der Mann dieser kranken Frau erfuhr von meiner Erzählung über den Erfolg mittels Knieumschlägen mit Eigenurin beim erkrankten Reitpferd, worüber ich hier früher berichtete. Dieser Ehegenosse bewirtschaftet nebst anderen Tätigkeiten mit seiner Frau einen Bauernbetrieb. Er achtete darauf, in seinem Stall möglichst viele prämierte Kühe zu halten. Nach erfolgter Kalberung erkrankte eine Mutterkuh an einer Euterentzündung, die auf die übliche Behandlung des Tierarztes mit Antibiotika-Verabreichung nicht heilen wollte. Der befreundete Veterinär riet zur Schlachtung des Tieres.

Weil aber der Besitzer gerade diese Kuh besonders schätzte und sie nur ungern verlieren wollte, startete er auf eigene Faust einen Versuch. Er nahm sein Taschentuch, tränkte es mit Urin und betupfte damit einige Male pro Tag den erkrankten Kuh-Euter. Schnell stellte er eine Besserung fest und nach etwa 5 Tagen war die erkrankte Kuh gesund. Ich war über die Mitteilung erfreut und meinte selbstverständlich, der Bauer habe die A-L-Flüssigkeit der erkrankten Kuh benutzt. Die Patientin antwortete: "Nein, er hat dazu seinen eigenen Harn genommen." Wir ersehen daraus, dass auch ein nicht "linientreues Vorgehen" einen Erfolg haben kann, und wir können individuell vorgehen und unsere eigene Intuition gebrauchen.

Wir unterscheiden eine innere und eine äussere Anwendungsart.

7. Kapitel

Die innere Applikationsweise

(Wir benützen dazu den frisch gelassenen Harn)

1. Trinken

Hier gibt es verschiedene Angaben.

Wenn wir dazu den ersten Morgenurin verwenden, sollen wir nur den Mittelstrahl verwenden. Nach Angaben aus Thailand von Mantak Chia (meinem Lehrer aus Thailand) kann man so beginnen:

Die erste Woche einen halben Deziliter, die zweite einen ganzen, nach Monatsfrist zweimal einen Deziliter.

Es ist ohne weiteres erlaubt, die A-L-Flüssigkeit zu verdünnen, z.B. mit Wasser oder Tee, oder mit etwas Fruchtsaft. Man kann dazu auch 2 Tropfen Pfefferminz geben oder auch ein anderes natürliches Geschmackskorrigens.

Ich persönlich nehme die A-L-Flüssigkeit unverdünnt. Zuerst schmeckte sie nach bitterem Tee, aber schon nach 1-2 Wochen wurde der Geschmack viel angenehmer. Man gewöhnt sich auch daran.

2. Gurgeln

Ist bei beginnender Angina zu empfehlen.

Meine eigene Erfahrung damit ist so: Einstmals weilte ich an einem Ärzte-Kongress in Köln. Ich erwachte um 02 Uhr mit Schluckweh. Weil ich weiss, dass ein grosser Vitamin-C-Stoss hilft, suchte ich in meinem Koffer nach den mitgenommenen Kapseln; jedoch, ich vergass anscheinend, sie mitzunehmen.

Also dachte ich, jetzt mache ich den Eigenversuch, so wie es im einschlägigen Schrifttum steht. Ich gurgelte mit dem frisch gelassenen Harn einige Minuten und ging wiederum ins Bett. Um halb sieben erwachte ich, das Schluckweh war noch vorhanden, aber weniger stark. Die Prozedur wurde wiederholt; die dritte Wiederholung fand in der Vorlesungspause, circa um halb 11 Uhr, statt. Dann war der Spuk vorbei.

Ich habe darauf bei geeigneten Patienten davon erzählt und sie erlebten dasselbe (damit ich mir nicht einfach etwas einbilde).

Das im-Mund-Behalten erinnert mich an eine merkwürdige Mitteilung aus der Ukraine (angeblich aus einem Referat eines Dr. F. Karach, eines Teilnehmers der Tagung des All-Ukrainischen Verbandes der Onkologen und Bakteriologen). Dieser berichtete, dass man Sonnenblumenöl 15-20 Minuten im Mund belassen soll. Damit mache man schlürfende und saugende Bewegungen der ganzen Mundschleimhaut. Das habe einen grossen allgemeinen Heileffekt.

Wir wissen, dass im Mund Reflexzonen für nahezu alle Körperorgane bestehen. Meine diesbezügliche Überlegung war: ob man anstatt Sonnenblumenöl nicht unsere A-L-Flüssigkeit in gleicher Art und Weise anwenden könnte? (Das sind natürlich lediglich Annahmen, jedoch wären dann ja körpereigene Heilstoffe vorhanden, die eventuell auf diese Reflexzonen einwirken würden.)

3. Fasten mit A-L
(entnommen bei Dr. med. C.P. Mithal)
Bei ernsthaften und langandauernden Krankheiten ist das Fasten mit Urin und Wasser ein Muss. Mr. Armstrong (ich werde später von seinen Erfahrungen einige Fälle mitteilen), begann die Behandlung solcher Krankheiten jeweils mit Fasten. Die Zeitdauer des Fastens sollte von der Verfassung des Patienten abhängig gemacht werden. Der Patient sollte jeden Urin, der tagsüber ausgeschieden wird, zu sich nehmen (Den Nacht-Urin kann er zum Einmassieren des Körpers benutzen. Anwendung wird später erklärt). Während des Fastens mit A-L nimmt anfänglich die Herzschlagfolge zu; das ist aber keinesfalls besorgniserregend. Die Pulsfrequenz normalisiert sich, wenn das Einmassieren mit A-L gründlich durch-

geführt wird. Die meiste Zeit wird der Patient keinerlei Schwäche spüren, weil er durch A-L genährt wird (Nach meiner Erfahrung ein erstaunlicher Gegensatz zum Null-Fasten mit Wasser allein oder mit Fruchtsäften). Der Körper entledigt sich mancher verborgener Giftstoffe, was zu Reaktionen, wie z.B. zu Durchfall, zum Erbrechen oder zu einem vorübergehendem Hautausschlag führen kann. Man soll diese Reaktionen nicht chemisch unterdrücken. (Hier ist eine liebende Zuwendung des Behandlers nötig. Oftmals hilft Akupunktur oder eine physikalische Anwendung.)

Eine wichtige Anmerkung von mir: Fastenkuren sollten nicht auf eigene Faust durchgeführt werden. Eine Kontrolle durch einen geübten Behandler ist unerlässlich.

Lange Fastenkuren sollten sehr sorgfältig beendet werden. Der Kostbaufbau erfolge nur langsam. Man kann vielleicht mit einem gedünsteten Apfel beginnen oder mit einer erwärmten Banane oder mit einer Pellkartoffel. Dabei gut kauen und alles sorgfältig einspeicheln. (Auch andere Möglichkeiten sind erlaubt.)

4. Einläufe oder Klistiere:
– Zum Einlauf:
Die Verabreichung eines Darmeinlaufes mit einem geeigneten Gerät, wobei man körperwarmes Wasser mit etwas Kamillenzusatz in den Enddarm einlaufen lässt, bewirkt bei fieberhaften Infektionskrankheiten eine schnelle Temperatursenkung und beschleunigt den Heilungsprozess. Bei Erwachsenen gibt man ungefähr eine Menge von 1 Liter, bei Jugendlichen entsprechend dem Körpergewicht weniger. In der Literatur sind Angaben mitgeteilt, dass man auch Einläufe mit der A-L-Flüssigkeit durchführte; man verabreichte zur Hälfte Wasser, zur Hälfte Urin. Das habe sich bei Entzündungen im Dickdarm günstig bewährt. (Darüber besitze ich noch wenig eigene Erfahrungen.)

– zum Klistier: (aus dem Buch von den Doktoren Herz und Abele
                aus Deutschland):
"FISCHER wandte statt den Harn-Injektionen wie auch KREBS
Eigenharnklistiere an. Er gab morgens nach dem Stuhlgang (evtl.
nach einem Kamilleneinlauf) und abends das Urinklysma mit einer 20-ccm-Recordspritze mit Knopfkanüle und verwendete dabei ebenfalls den Frühurin. Er begann mit zweimal täglich 15 ccm
und beobachtete in der Mehrzahl seiner Fälle das Aufhören des
Schwangerschafts-Erbrechens und die Besserung des Allgemeinbefindens nach 3-4 Tagen."

5. Vaginaldusche:

Eine Mischung von Golden Seat (Eine Pflanze aus USA) und A-L
habe sich bei manchen lokalen Entzündungen, inklusive Schei-
denpilz, als günstig erwiesen. (Habe keine eigenen Erfahrungen
mit entsprechenden Patientinnen).

6. Augen und Ohren:

ad Augen:
Nach Angaben von Dr. Bartnett verschwinden manche Beschwerden durch Eintropfen von A-L auf die Augenoberfläche, z.B.
Schmerzgefühle, Brennen, Müdigkeit.
Ein Dr. John F. O. Quinn aus USA berichtet über Besserungen von
Altersstar nach l0-tägigem A-L Fasten. Der gleiche sagt, man könne
allgemein die Sehschwäche mit dieser Eintropfmethode bekämpfen. Hier wäre wohl der Gebrauch von Gläsern für ein Augenbad
praktischer.

ad Ohren:
Das Einreiben der Ohrmuscheln, der Knochenpartie hinter den
Ohren, ermögliche ein besseres Hören.

Dazu eine eigene Erfahrung: Während der Aktiv-Dienstzeit im letzten Weltkrieg war ich Sanitäts-Unteroffizier bei der Artillerie. Ich kam mit einem Gehörtrauma nach Hause und litt seither immer unter Ohrgeräuschen. Ich gewöhnte mich daran, aber etwa nach 40 Jahren verminderte sich die Hörleistung links. Ich konnte mit dem linken Ohr kein Telephongespräch mehr abnehmen. Ich hörte im Telephon ein dauerndes Knacken, sodass ich annahm, etwas stimme nicht an der Leitung oder am Apparat. Ich liess den entsprechenden Fachmann des Reparaturdienstes kommen, aber leider war nicht der Apparat defekt, sondern mein linkes Ohr. Ich erhielt die ohrenärztliche Auskunft, dass dieses wohl eine Alterserscheinung sei, ich müsse mich damit abfinden.

Das tat ich denn auch und gewöhnte mich an den Zustand. Als ich im Dezember 1987 mit der eigenen A-L-Therapie begann, dachte ich gar nicht mehr an das "vertraute Ohrproblem". Im folgenden Sommer lernte ich bei einem Seminar Dr. Arthur Lincoln Pauls selbst kennen und erfuhr "rein zufällig", dass die A-L-Therapie alle 5 Körpersinne günstig beeinflussen könne. In der Folge wandte ich die oben geschilderte Ohr-Therapie an mir selbst an und machte sie schlussendlich ganz gewohnheitsmässig. An das linke Ohr dachte ich schon längst nicht mehr. Ungefähr nach einem oder auch nach anderthalb Jahren nahm ich einmal den Telephonhörer mit der linken Hand ab und hörte den am andern Ende Sprechenden deutlich und klar. Es waren keinerlei Nebengeräusche und kein Knacken mehr vorhanden. Seither kann ich die Telephongespräche wieder mit beiden Ohren empfangen. Deo gratias.

7. A-L als Schnupftabaks-Gebrauch:
Manche Yogis üben das öftere Aufschnupfen von Meerwasser, wenn solches erhältlich ist. A-L hat eine grosse Ähnlichkeit mit dem Fruchtwasser, das den Embryo im Mutterleib umgibt.
In der zweiten Schwangerschaftshälfte stammt der Hauptbeitrag zum Fruchtwasservolumen aus dem fetalen Harn, wobei die Kon-

zentrationen vieler Substanzen durch Austauschvorgänge zwischen Fruchtwasser, Mutter und Fetus in komplexer Weise beeinflusst werden.

Eliminiert wird Fruchtwasser wahrscheinlich vor allem dadurch, dass der Fetus es verschluckt. (Eine spassige Symbolik für denjenigen, der die A-L-Methode als unnatürlich und eklig verunglimpft, hat er doch in seiner frühesten Existenz im Mutterleib diese Flüssigkeit als Nahrung aufgenommen und ist damit gross geworden).

Anwendungsmöglichkeiten:
Alle Nebenhöhlen-Affektionen und andere Probleme der Atemwege.

8.) Injektionen mit A-L
(Entnommen aus dem Buch: "Die Eigenharnbehandlung" von K. HERZ und Joh. ABELE, (Seite 39 bis 41)
"Unter Eigenharnbehandlung verstehen wir die Rück-Einverleibung kleinster Mengen frisch ausgeschiedenen Urins, um krankhafte Prozesse günstig zu beeinflussen. Da der Harn zu keiner Stunde des Tages die gleichen Inhalts-Stoffe aufweist und im Krankheitsfalle immer bestimmte Wirkstoffe vermehrt enthält, muss man bei seiner Gewinnung bestimmte Regeln beachten. Im allgemeinen kann man den ersten Morgenurin verwenden, da der Harn besonders in den Stunden nach Mitternacht sehr konzentriert ist. Bei Patienten mit nächtlicher Polyurie wird man eher die Harnportionen zwischen Mitternacht und 4 Uhr früh verwenden.

Beim Asthmakranken wird der Harn auf der Höhe des Anfalls gewonnen und sofort wieder eingespritzt.

Beim Migränekranken entnahm HERZ den Harn im Stadium der Vorzeichen, also wenn sich das Flimmern vor den Augen eben bemerkbar machte. Zu einem späteren Zeitpunkt erwies sich die Behandlung als sinnlos, desgleichen im Migräne-freien Intervall.

Beim Heuschnupfenkranken entnahm HERZ nach vielen Versuchen den Harn erst nach einer gründlichen Exposition des Kranken mit dem Heuschnupfen auslösenden Agens. Er liess z.B. die Kranken vor der Behandlung erst durch eine blühende Wiese gehen. Die von diesen Harnproben zur Therapie benötigten Mengen werden sterilisiert. Es darf nicht übersehen werden, dass besonders krankheitsgeschwächte Menschen einer exogenen (von aussen her) Infektion gegenüber anfällig sein können, und man vermeidet bei der Sterilisation des Harns mit Sicherheit einen Spritzenabszess.

Die therapeutische Menge Eigenharn beträgt bei der ersten Behandlung immer 0,5 ccm. Üblicherweise wird sie intramuskulär eingespritzt. Die Injektion ist von einem leicht brennenden Schmerzgefühl begleitet. Bei jeder weiteren Injektion wird gewöhnlich um 0,5 ccm gesteigert, bis zu einer Gesamtmenge von etwa 5 ccm, die fast nie erreicht wird, weil die Patienten bereits nach 2-3 Injektionen meist von ihren Beschwerden befreit sind.

Noch ein Hinweis auf einige besondere Verfahrensweisen:
BEUCHELT behandelte die Schwangerschaftstoxikosen (Vergiftungen) mit intracutanen (in die oberste Hautschicht) Einspritzungen von Eigenharn. Er verwendete stets ungekochten, frisch gelassenen Morgenurin des Patienten, mit dem er eine Quaddel (kleine, ganz oberflächliche Hautinjektion) von etwa 1 cm Durchmesser setzt. Die ersten Einspritzungen machte er täglich (3-5 mal), dann folgten etwa 3 Einspritzungen mit je 1 Tag Pause, schliesslich 2 Einspritzungen wöchentlich usw.

GEIGER verdünnte sehr eiweisshaltigen Urin mit physiologischer Kochsalzlösung 1:10, 1:20, aber auch jeden Harn im Verhältnis 1:1, 1:1,5. Dann setzte er zunächst eine intracutane (in die oberflächlichste Hautschicht) Quaddel, um gleichzeitig 0,3 ccm subcutan zu injizieren und steigerte alle 3-5 Tage um 0,1-1,1 ccm. Bei sich länger hinziehender Behandlung gab er jede 3. und 4. Injektion intravenös (in die Vene).

9.) Homöopathische Zubereitung:
Nehmen Sie 10 kleine Fläschchen und füllen Sie dieselben mit je 18 ccm Leitungswasser. In die erste Flasche geben Sie zusätzlich 2 ccm A-L-Flüssigkeit. Mit Zapfen verschliessen und hernach den ganzen Inhalt mit 10 kräftigen, abwärts geführten Schüttelschlägen vermischen. So erhalten Sie die erste Dezimalpotenz oder die Verdünnung D-1. Nun nehmen Sie 2 ccm des ersten Fläschchens und geben dieselben in das Fläschchen Nummer 2. Den ganzen Inhalt wiederum 10 mal schütteln. (Man nennt dieses Vorgehen "Potenzierung"). Nunmehr haben Sie auf diesem Wege eine Verdünnung D-2 erhalten. Auf die gleiche Weise fahren Sie fort, indem Sie aus dem Fläschchen Nr. 2 wiederum 2 ccm des Inhaltes in das Fläschchen Nr. 3 geben usw., bis Sie zum letzten Fläschchen Nr. 10 kommen. Das ist nun Ihr homöopathisches A-L-Medikament in der D-10 Potenz. Auf diese Art und Weise können Sie sich natürlich auch zum Beispiel eine D-5-Lösung oder eine D-8-Lösung herstellen. Das Letztere wäre dann eine Verdünnung von 1 zu 100 Millionen.

Vom gewählten Medikament sollen Sie täglich 3 x 5 Tropfen unter die Zunge geben und dieselben einige Zeit im Munde belassen. Der Begründer der Homöopathie, Dr. Hahnemann, schrieb über die Potenzierung: "Homöopathische Dynamisationen sind wahre Erweckungen der in natürlichen Körpern während ihres rohen Zustandes verborgen gelegenen, arzneilichen Eigenschaften." Diese homöopathische Medikation ist sicherlich für jedweden annehmbar. (Sonst dürfen Sie auch nicht mehr auf der Strasse umherlaufen wegen der Auto-Abgase.) Ich persönlich bevorzuge aber die Verordnung von A-L in unverdünnter Form, quasi als Urtinktur.

8. Kapitel

Die äussern Anwendungsarten

1.) Einreiben:
Der Körper wird mit A-L einmassiert.
Zu diesem Zweck sei ein mehrere Tage alter Urin therapeutisch wirksamer. Vor Gebrauch kann man ihn im Wasserbad aufwärmen. (Begründung: es finde eine Gärung (?) statt und eine Enzymveränderung, darauf könne die A-L-Flüssigkeit besser durch die Haut eindringen.)

Man möge folgende Angabe als kosmetisches Schönheitsmittel verwenden: man kann den frisch gelassenen Urin am Morgen und am Abend in die Gesichtshaut einreiben. (Es wird behauptet, dass auf diese Weise adelige Damen im alten China ihren Teint schön, rein und anziehend gestalteten.)

Mir wichtig erscheinende Zwischenbemerkungen:
In der Zeitschrift "Der Hautarzt", Supplementum IX, 40. Jahrgang 1989, (Organ der Deutschen dermatologischen Gesellschaft) wurde über ein internationales Symposium in Salzburg am 2. und 3. Dezember 1988 berichtet, herausgegeben von Dr. W. Raab. (Das Heft ist im Springer-Verlag erhältlich).

Zusammenfassung von Dr. Raab: "In der modernen Dermatologie spielt Harnstoff eine zweifache Rolle:
Harnstoff kann als äusserlich wirksames Pharmazeutikum eingesetzt werden und wirkt hydratisierend (wasserbindend), keratolytisch (Hornhaut-auflösend), schuppenlösend, juckreizstillend und antimikrobiell, um nur die wichtigsten Eigenschaften anzuführen.

Harnstoff ergänzt und steigert die Wirksamkeit von Glucocorticoiden, (Cortison-Präparate) von Anthralin und Tretinoin (Medikamente in der Dermatologie). Die Bedeutung der Glucocorticoid-Harnstoff-Kombinationen sei besonders betont.

Harnstoff, das Diamid der Kohlensäure, auch als Urea bezeichnet, ist beim Säugetier eines der wichtigsten Endprodukte des Eiweiss-Stoffwechsels. Beim Menschen beträgt die tägliche Harnstoff-Ausscheidung 25 bis 30 g. Harnstoff ist in praktisch allen Körperflüssigkeiten enthalten. Im Harn finden sich 2%, im Schweiss bis zu 0,4%, im Serum 0,03% und im Speichel 0,01%. – Auch in der Epidermis (Oberhaut) des Menschen findet sich Harnstoff. Der Gehalt wird mit 1,42 g pro 100 g Trockengewebe angegeben. In der Hornschicht der Haut gehört Harnstoff zu den wichtigen Feuchthalte-Faktoren. In der Altershaut und bei Psoriasis vulgaris (Schuppenflechte) ist der Harnstoffgehalt von Hornschichtgeschabseln erniedrigt, bei Neurodermitis (eine Art von chronischer Hauterkrankung, besonders bei Jugendlichen) sogar stark erniedrigt.

Harnstoff wurde früher als Diureticum (Steigerung der Urinausscheidung) und als Mittel zur Senkung von Augeninnendruck, bzw. Hirndruck eingesetzt. Zur Anregung der Diurese verabreichte man orale (durch Mund-Aufnahme) Dosen von 2-15 g. Zur Senkung des Augeninnendruckes, zur Senkung des Hirndruckes und auch zur Migräne-Behandlung gab man Infusionen mit 1 g Harnstoff pro Kilogramm Körpergewicht pro Tag.

Heute besitzt Harnstoff als systematisch verabreichtes Pharmakon keine Bedeutung mehr. Harnstoff wird heute praktisch ausschliesslich als äusseres Anwendungsmittel in der Dermatologie eingesetzt!

Die pharmakologischen Eigenschaften von Harnstoff bei äusserlicher Anwendung sind:
– wasserbindend
– keratolytisch und keratoplastisch, je nach
  Konzentration
– penetrationsverbessernd (ein besseres Eindringen)
– juckreizstillend
– antimikrobiell

An therapeutisch nutzbaren Effekten ergeben sich aus diesen Eigenschaften des Harnstoffes:
– Wasserbindung in der Hornschicht
– Auflösung erkrankter Nägel
– Schuppenlösung
– Reduzierung überschiessender Zellteilungen
– Juckreizstillung

Der Harnstoffzusatz zu den Glucocorticoid-Externa (äusserlich wirkende Cortison-Präparate) fördert die klinische Wirksamkeit des Steroids, aber ohne die unerwünschten Effekte zu steigern.

Als Indikationen für die kombinierte Harnstoff-Glucocorticoid-Behandlung sind anzuführen:
– Läsionen auf trockener Haut (chronische und subakute Ekzeme, insbesondere Neurodermitis)
– Läsionen mit starker Schuppenbildung (Psoriasis vulgaris).

Harnstoff, ein Produkt des normalen Eiweiss-Stoffwechsels beim Säugetier, ist völlig ungiftig. Systematische Gaben von hohen Dosen (15 g/d oral, oder 1 g/d) pro kg Körpergewicht i.v. [intravenös] werden ohne Zeichen einer toxischen Wirkung vertragen. Die Verträglichkeit von Harnstoff auf der äusseren Haut ist sehr gut.

Indikationen von Harnstoff in der dermatologischen Therapie:
Als Einzelmittel wird Harnstoff bei Ekzemen auf trockener Haut, bei schuppenden Läsionen, bei Hyperkeratosen (starke Verhornungen) und bei vielen chronischen Dermatosen (chronische Hautleiden) eingesetzt.
Als Zusatzstoff und Wirkstoff dient Harnstoff bei verschiedenen Ekzemen, bei der Schuppenflechte und bei Verhornungs-Störungen. Harnstoff ergänzt und verbessert hier die Wirksamkeit von Glucocorticoiden, von Anthralin und Tretinoin.

Bei Neurodermitis, bei Schuppenflechte und bei Verbrennungs-störungen wird die regelmässige Anwendung harnstoffhaltiger Externa zur Rehabilitation der Haut und zur Prophylaxe von Haut-läsionen empfohlen. Beim trocken-fettarmen Hautzustand, in klassischer Weise bei der Altershaut, ist Harnstoff als wichtiges Prophylaktikum (Vorbeugemittel) und als wichtiger Pflegestoff anzusprechen." Soweit Dr. Raab.

Noch eine letzte, mir wichtig erscheinende Mitteilung aus dem oben erwähnten Heft "Der Hautarzt" von den Doktoren K.H. Mül-ler und Ch. Pflugshaupt (Seite 8):
"Sub- und intracutane Applikationen von 10% Harnstoff um oder direkt in die Herde von Basal-und Plattenepithel-Karzinomen (zwei Hautkrebsarten mit relativ günstiger Prognose) bei 112 Pa-tienten sowie anschliessendes Abdecken mit 50%-iger Harnstoff-salbe brachte in 73% der Fälle eine völlige problem- und narbenlo-se Abheilung."

2.) Fussbäder mit A-L:
Ist wirksam bei Fusspilz und andern Hautproblemen an den Füs-sen. Im Praxisgespräch habe ich einige Male gehört, dass Gross-mütter diese Applikation ihren Nachkommen bei Frostbeulen empfahlen.

3.) Urinpackungen:
Nach Angaben von Dr. Mithal aus Indien soll man so vorgehen:
"Bei Schnitten, Wunden, Verbrennungen, Geschwülsten, egal an welchen Körperteilen, ist die äussere Urin-Anwendung ange-bracht. Ein sauberes Tuch sollte zweimal gefaltet und gut mit Urin vollgesaugt werden. Diese Packung sollte über der befallenen Stelle angebracht werden. Die Packung sollte nicht trocknen; sie sollte also feucht gehalten werden, indem man von Zeit zu Zeit Ur-in darauf träufelt. Dieser Umschlag kann einige Tage oder noch

länger liegenbleiben. Oft sehe man darunter nach dem Wegnehmen eine sehr gute Wundheilung. Diese Anwendung sei sowohl bei langwierigen Fällen von Hauterkrankungen als auch bei Augeninfektionen angebracht. (Später werde ich einige von mir auf diese Weise erzielte Besserungen anführen.)

Eigene Erfahrung:
Ich weilte anlässlich eines Seminars in Arizona. In der Freizeit durchstreifte ich beim ersten Aufenthalt die hügelig-bergige Landschaft auf alten Indianerwegen. Auf dem Hügelsattel sah ich einen aus Steinen aufgerichteten Wegweiser, zuoberst lag ein runder, faustgrosser Stein. Ich war mit meinen Gedanken ganz wo anders. Wie ich näher hintrat, fiel aus mir unerklärlichen Gründen der Rundstein zu Boden; beim Wegweiser wechselte ich meine Laufrichtung nach rechts und plötzlich verspürte ich einen deutlichen Schmerz in der rechten Schienbeingegend. Mein erster Gedanke war, dass ich mich wohl an einem spitzen Kaktus-Dorn verletzt hatte, jedoch sah ich am Wege weder einen Kaktus noch eine Agave. Ich schaute näher hin und bemerkte am untern inneren Hosenrand einen roten Blutstropfen. Wie ich das Hosenbein aufrollte, zeigten sich im Abstand von etwa 5-7 cm zwei frisch blutende, oberflächliche kleine Hautwunden. Was war geschehen? Ich wusste es nicht; ich habe weder eine Schlange gesehen noch gehört. (In dieser Gegend gibt es viele Klapperschlangen, in jedem Zimmer unserer nahe gelegenen Behausung wurden wir darauf hingewiesen.) Ich kehrte um und war in ca. 20 Minuten in meinem Zimmer. In der Zwischenzeit haben sich die Schmerzen verstärkt und es zeigte sich eine gut handtellergrosse Rötung um die Biss- oder Stichstellen herum.
Ich erinnerte mich an das Gespräch mit jenem Inder, der behauptete, A-L lokal angewendet und getrunken sei gut gegen Schlangen- und Skorpionbisse. Gleichzeitig fiel mir eine frühere Unterredung mit einem Arzt aus Venezuela ein, wo er sagte, dass sie mittels der Neuraltherapie mit irgendeinem Lokal-Anaesthetikum die Biss-Stellen umspritzen.

66

In der Folge wendete ich vier Verfahren an:

Ich umspritzte die oberflächlichen Hautverletzungen mit Xylo-neural; ich produzierte mein eigenes A-L-Medikament, ich tauchte mein Taschentuch in diese Flüssigkeit und umwickelte damit das Schienbein und schlussendlich trank ich den Rest im Becher. Darauf legte ich mich für eine Stunde auf mein Bett. Hernach war der ganze Spuk vorbei und ich folgte der weiteren Seminar-Sitzung.

Zurückgekehrt in meine Heimatstadt brachte ich die betreffende Hose ins gerichtsmedizinische Institut. Dort erhielt ich die Antwort, man könne nach 2 Wochen nicht mehr feststellen, was mich gebissen oder gestochen habe. Am ehesten sei es wohl eine Schlange gewesen, die kurz vorher ihr Gift an ein anderes Beutetier verausgabt habe. (Von meiner A-L-Therapie erwähnte ich nichts.)

Bei einem dritten Aufenthalt in Arizona habe ich wiederum eine interessante A-L-Eigen-Erfahrung gemacht. Es war Winterzeit und auf den Hügeln lag Schnee. Erneut machte ich lange Wanderungen in einsamer, aber herrlicher Umgebung. Ich pirschte über unwirtliche Gesteinsbrocken, überall waren spitze Agaven und stachelige Kakteen.

In der Moonfire Lodge angelangt, – so hiess unsere Behausung – spürte ich Beschwerden an der rechten Ferse. Ich sah einen Dorn in der Haut stecken, konnte ihn aber mit dem Taschenmesser nicht entfernen. Und schon hatte ich wiederum eine Gelegenheit, selbst zu prüfen, ob A-L wirksam sei oder nicht. Ich produzierte vor dem ins Bett-Gehen wiederum meine Flüssigkeit, nässte damit Toilettenpapier und band diesen nassen Umschlag mit einer elastischen Binde um die Ferse. Etwa drei Stunden später erwachte ich und bereitete nochmals denselben Wickel um die Ferse. Wie ich am andern Morgen erwachte, nahm ich den Verband ab und spürte keine Schmerzen mehr: Der Dorn lag auf dem eingetrockneten Toilettenpapier!

Noch eine mir notwendig erscheinende Bemerkung zur Verwendung von altem, abgestandenen Urin für äussere Anwendungen, der eine bessere Wirkung als der Frischurin aufzeigen soll. Ich habe diese Anweisung fast nie berücksichtigt; jedoch findet sich dieser Rat in fast allen einschlägigen Büchern vor.

In diesen Fällen sollte der alte Urin vor der äusserlichen Anwendung im Wasserbad erwärmt werden.

9. Kapitel

Allgemeine Erfahrungen bei Patienten

Generell ist auszusetzen, dass man keine genauen wissenschaftlichen Daten mitgeteilt erhielt. Die Berichte aus verschiedenen Ländern und Erdteilen sind aber derart erstaunlich, dass man meiner Meinung nach nicht einfachhin über diese Darlegungen hinwegsehen kann und darf. Wir sind Ärzte geworden, um erkrankten Mitmenschen bei der Wiedererlangung der Gesundheit zu helfen. Wichtig ist in erster Linie der eingetretene Erfolg. Dieses Ereignis duldet das sarkastische Sprichwort nicht, das da heisst: "Damit erklärt er messerscharf, dass nicht sein kann, was nicht sein darf." Falls sich die Mitteilungen als wahr erweisen sollten, ist es wissenschaftlich-ärztliche Pflicht, eine seriöse Grundlagenforschung zu betreiben. Diese wird dann, so hoffe ich, zu Neuerkenntnissen führen, welche gegebenenfalls für manche bisher schwer zu heilenden Krankheiten eine neue, hoffnungsvollere Zukunft ermöglichen.

Der Sinn der Mitteilungen in diesem Buch liegt nicht darin, dass nun jeder Leser und jede Leserin ähnliche Selbstversuche anstellt. Unsere moderne Medizin und die Hygiene haben ja oftmals eine erstaunliche Wirksamkeit bewiesen. Trotzdem halte ich das Überdenken der noch folgenden Berichte für nützlich. Vielleicht führt es zu einem wertvollen additiven (zusätzlichen) Heilverfahren; möglicherweise sind obige Gedankengänge wegleitend für durchaus nützliche Forschungsarbeiten, deren Resultate zu einem sinnvollen Fortschritt in der Krankenbehandlung führen können.

In diesem Zusammenhang erinnere ich mich an Vorschriften während der Anfangsphase der Organtherapie. Damals waren die Euphorie und die Hoffnungserwartungen bei den Therapeuten so gross, dass sie meinten, man könne und sollte nach der Implantation (nach Zuführen der entsprechenden embryonalen Zellen tierischer Herkunft) auf die Einnahme von allopathischen Medikamenten verzichten. Es hat sich aber bald gezeigt, dass diese Darlegungen falsch waren.

So gibt es denn auch unter den Befürwortern der A-L-Therapie entsprechende Hinweise, dass man während der Kur keine chemischen Medikamente einnehmen dürfe. Nach meiner Meinung und ärztlichen Erfahrung halte ich mich an keine solch generellen Vorschriften.

Allerdings soll die Einnahme, besonders während eines eventuellen A-L-Fastens, sehr vorsichtig erfolgen, weil man noch nicht weiss, ob die Abbau-Produkte von gewissen, stark wirkenden Medikamenten nicht eine toxische Wirkung haben.

Auf diese Weise gelangt man vielleicht wirklich einmal zu einer sinnvollen Kombination zum Wohle der uns anvertrauten Kranken.

Die im nachfolgenden mitgeteilten Erfahrungen verschiedenster Therapeuten sind in der Tat für wissenschaftlich ausgebildete Ärzte so erstaunlich und manchmal auch so unglaubhaft, dass ich völliges Verständnis für diejenigen Leserinnen und Leser aufbringen kann, welche auf eine solche Therapie verzichten wollen. Es ist mir auch vollauf bewusst, dass es nicht leicht sein wird, einen medizinischen Verlag für die Veröffentlichung des Buches zu finden.

In dieser Beziehung erinnere ich mich an eine Erfahrung, die ich persönlich beim Erfinder der Neuraltherapie, Dr. Ferdinand Huneke aus Düsseldorf, gemacht habe. Ich weilte dort zur praktischen Ausbildung und sah ebenfalls ausserordentlich erstaunliche Ergebnisse mit gelegentlich auftretenden, sogenannten "Sekundenphänomenen", wo z.B. der Patient gleich nach einer verabreichten Injektion mit einem Lokalanaesthetikum (am richtigen Ort!!), ohne Schmerzen aufstand und voll beweglich war.

Ein ähnliches, mich prägendes Ereignis aus meiner eigenen Praxis bleibt unauslöschlich in meinem Gedächtnis haften, weil es so ungewöhnlich und erstaunlich war.

Folgendes war geschehen: Vor einigen Jahrzehnten kam ein ca. 65-jähriger Geschäftsmann in meine Sprechstunde. Wegen seiner

Rückenschmerzen mit Ausstrahlungen ins Bein konnte er kaum gehen; ich half ihm, seine Weste auszuziehen. Irgendwie intuitiv dachte ich gleich beim Ansehen des Patienten an das Vorliegen eines Störfeldes und erkundigte mich, ob er Narben habe, die ihm gelegentlich Beschwerden bereiten? Er verneinte. Da erzählte ich ihm ein besonders erstaunliches Geschehen, das ich die vergangene Woche bei einem Ärztekurs in Freudenstadt vernommen hatte. Der Redner, Dr. Dosch (damaliger Präsident der internationalen Ärztegesellschaft für Neuraltherapie nach Huneke) sprach von einem Sekundenphänomen, das ihn total erschütterte. Ein Tierarzt kam in seine Praxis und humpelte mühsam an zwei Krücken. Auf die Frage, seit wann und auf welche Weise die Beschwerden aufgetreten seien, ob er vorher eine Verletzung gehabt habe, antwortete er: Ja, in der Tat, einige Wochen vor Beginn der Erkrankung habe er sich bei der Behandlung einer erkrankten Kuh mit der sicherlich infizierten Nadel in seine Fingerbeere gestochen; es habe dann eine örtliche Infektion gegeben, aber mit der Hilfe von Penicillin sei alles wiederum abgeheilt. Später seien die für alle unerklärlichen Rücken-, und Beinbeschwerden erschienen. In der Folge war er ein Jahr lang in verschiedenen Spitälern; trotz allen Untersuchungen und Therapie-Arten habe sich der Zustand nicht mehr gebessert, sodass er den Beruf nicht mehr ausüben konnte. Dr. Dosch dachte bei sich, da könne er wohl auch nichts mehr erreichen, doch wolle er noch eine neuraltherapeutische Injektion in jene Fingerbeere des Patienten geben. Da habe er das "Wunder seines Lebens" erlebt, erklärte er.

Innert weniger Minuten habe der Tierarzt darauf seine Krücken weggeworfen und wanderte hernach frei und ohne Schmerzen umher. Er habe den ehemaligen Patienten gebeten, mit nach Freudenstadt zu kommen, damit interessierte Ärzte sich selbst bei ihm erkundigen können.

Ich habe das selbstverständlich nachgeprüft, denn ich bin keinesfalls so leichtgläubig, dass ich alles sofort annehmen kann.

Also suchte ich sofort nach der Vorlesung den besagten Patienten auf und erkundigte mich nach seinem Befinden. Er antwortete mir ganz fröhlich, dass alles so abgelaufen sei, wie es Dr. Dosch mitgeteilt habe.

Nachdem ich diese Kurzgeschichte vor meinem schmerzgequälten, in meiner Ordination weilenden Patienten erzählt habe, sagte dieser: Ja, er habe in diesem Fall tatsächlich auch eine Narbe, die aber sicherlich mit seinem Falle nichts zu tun haben könne. Er sei nämlich mit sechs Zehen auf die Welt gekommen. Die besorgte Mutter habe gedacht, auf Grund dieser Missbildung würde der Sohn später keine Frau finden. Deshalb brachte sie den Säugling im Alter von 6 Monaten in eine chirurgische Universitätsklinik und der Professor habe dann auf ihre Bitte die ausserhalb der normalen fünften Zehe stehende überzählige Zehe chirurgisch entfernt. Aber das alles könne natürlich mit seiner Erkrankung keinen Zusammenhang haben...

Ich schlug ihm vor, an die Narbe ein klein wenig Impletol zu injizieren (besteht aus Procain und Coffein), was er mir widerwillig und mit dem Gedanken an die völlige Nutzlosigkeit der Anwendung schlussendlich gestattete. Ich suchte die ausserordentlich kleine Narbe auf und spritzte dort etwa 1-2 cmm.

Es veränderte sich gar nichts, und wie ich die Injektion am andern Fuss verabreichen wollte, verweigerte er die Erlaubnis für diese sinnlose Einspritzung. (Sein ablehnender Gesichtsausdruck sprach seine innern Gedanken aus: "Was bin ich doch einem komischen Arzt in die Finger gekommen; das ist doch ein völliger Unsinn, eine Narbe zu unterspritzen, von deren Existenz ich gar nichts weiss und die ich ja seit dem Alter von 6 Monaten habe und die Beschwerden sind ja erst seit etlichen Wochen aufgetreten.)"

Ich bat den Patienten eindringlich, dieselbe Injektion an der Zehennarbe des anderen Fusses noch verabreichen zu lassen. Schlussendlich gab er die Erlaubnis höchst ungern. (In seinem Innern dachte er und zeigte diese Gedanken auch mit der entsprechenden Mimik und den Gebärden, dass er mit diesem Arzt nie mehr etwas zu tun haben wolle.)

72

Also spritzte ich, weil ich einfach meinem innern Auftrag gehorchte. Kaum habe ich die etwa 2-3 cmm verabreicht, veränderte sich der Gesichtsausdruck des Patienten und er rief ganz erschrocken: "Der Schmerz ist weg." Ich war wohl so verdutzt und erstaunt wie der Kranke selbst. Gleich wollte ich die Angelegenheit auf die Wahrhaftigkeit prüfen.

Vor einigen Wochen war ich nämlich im Militärdienst als diensttuender Sportoffizier gewesen und habe mit meinen Soldaten das damalige Sport-Turn-Programm der Schweizer Armee durchgeführt. Also machte ich mit dem Patienten dasselbe. Diesmal befahl ich: "Aufstehen, runter zur Liegestütz-Übung, Hüpfen, Beineschwenken, Arme nach unten und oben schwingen" etc. Alles ging – zu unser beider Erstaunen – anstandslos. Der nunmehr gesund und beweglich gewordene Patient verreiste dann bald in die Ferien ans Meer, sandte mir eine Karte und teilte darin mit, dass er schmerzlos in die Wellen hinein springen könne.

Dr. Huneke erzählte damals bei meinem Aufenthalt in Düsseldorf, dass er kürzlich eine sorgfältige Zusammenstellung von etwa 30 Fällen solcher eingetretener "Sekundenphänomene" zusammengestellt habe und sie an die Redaktion der Münchner medizinischen Wochenschrift zur Veröffentlichung für die Ärzteschaft einschickte.
Nach einiger Zeit bekam er folgende Rückantwort: "Herr Kollege, wir sind eine seriöse medizinische Zeitschrift und kein Märchenbuch."
Ferdinand war darüber sehr erbost und veröffentlichte seine Erfahrungen darauf in einer Laien-Zeitschrift.

Vielleicht hat mein thailändischer Lehrer Mr. Mantak Chia ähnliche Erfahrungen gemacht, weil er mir ja mitteilte, dass er beim Seminar gar nicht über dieses Thema sprechen wollte, da er wisse, dass Ärzte aus dem Westen über Urin-Therapie gar nichts wissen wollten.

Trotzdem bin ich der Auffassung, dass ich die nach meiner Meinung sehr interessanten Fallbeschreibungen verschiedenster Autoren mitteilen muss. Vielleicht – hoffentlich – führt das zu einem Denkanstoss, woraus dann viel positives Wissen entstehen kann.

10. Kapitel

Mitteilungen von Dr. med. Mithal, Indien

"Bei Schnittwunden, Wunden und Verbrennungen wirke Urin wie ein 'Wunder'." Der Autor hat das viele Male an sich selbst, bei Verwandten und Patienten erlebt.

Wenn eine Schnittwunde oder eine Verstauchung, oder eine oberflächliche Verbrennung sofort mit Urin behandelt werde, sei die Heilungsdauer sehr viel kürzer.

Er berichtet: "Ich selber ging einmal mit einem Freund auf einem steinigen Weg spazieren. Ganz plötzlich stiess mein rechter Fuss heftig an einen grossen Stein. Meine Zehe begann heftig zu bluten, und der Nagel war halb abgerissen. Ich urinierte darauf und verband die Zehe mit einem urin-durchtränkten Taschentuch. Ich hielt die Zehe einige Tage lang mit Urin feucht und sie war bald vollkommen geheilt."

In diesem Zusammenhang erwähne ich einen eigenen Fall aus meiner Praxis. Eines Abends bekomme ich einen Telephonanruf einer Verwandten. Sie habe sich die Kleinzehe rechts heftig an einem metallenen Stuhlbein angestossen. Die Schmerzen seien stark und die Schwellung sei beträchtlich. Als ich die Patientin nach wenigen Minuten besuchte, musste ich dieses bestätigen und ich konnte nicht sicher unterscheiden, ob eine Knochenfraktur vorliege.

Deshalb brachte ich die Verunfallte auf die Notfallstation. Das Röntgenbild zeigte eine starke Verstauchung, aber keine Fraktur. Der Notfallarzt klärte die Patientin auf, dass sie während den nächsten Wochen stark gehbehindert sein werde und nicht gut laufen könne. Da begann die Patientin zu weinen, sie habe schon seit langer Zeit Ferienwochen in Davos organisiert, sie habe sich so auf die herrlichen Wanderungen gefreut und wollte in einer Woche abreisen.

Ich tröstete sie und empfahl feuchte Verbände mit A-L. Zu ihrem und auch zu meinem Erstaunen verschwanden die Schmerzen nach dieser Anwendung hernach in Kürze, die Schwellung ging in wenigen Tagen zurück, und sie konnte den vorgesehenen Ferienurlaub antreten und machte die stundenlangen Wanderungen quasi beschwerdefrei mit. Seit dieser Zeit lehnt sie A-L nicht mehr vorschnell ab.

Dr. Mithal berichtet einen Fall von ARMSTRONG, der über die A-L-Materie ein Buch: "The water of live" geschrieben hat, aus dem ich später einige Fälle zitieren werde.
"1918 kam ein junger Mann zu Armstrong. Ein Jahr zuvor war er von einem Geschoss im Arm getroffen worden. Seine Wunde war 25 cm lang und etwa 1,25 cm breit. Das ganze Jahr hindurch hat er deshalb das örtliche Krankenhaus aufgesucht, erfuhr jedoch keine Heilung. Es war eine Menge Eiter in der Wunde, und die Ärzte befürchteten, dass sich ein Wundbrand entwickeln könnte. Als er zu der ärztlichen Behandlung kein Vertrauen mehr hatte, kam er zu Armstrong. Dieser befreite die Wunde von allen aufgetragenen Mitteln und begann sie mit altem Urin dreimal täglich zu reinigen.

Zusätzlich wurde der verletzte Arm viele Male mit Urin eingerieben. Ausserdem liess er den Patienten drei Tage mit Urin und Wasser fasten. Das Resultat dieser Behandlungen war die perfekte Heilung innerhalb von 10 Tagen."

Ein weiterer Fall von Dr. Mithal: "Die vierzehnjährige Tochter eines Freundes bereitete Tee, wobei ihr etwas kochendes Wasser über die linke Hand floss und sie sich sehr stark verbrühte. Mein Freund brachte sie zu mir. Die Haut war stark verbrannt und voller Blasen. Ich gab ihm den Rat, Urin-Umschläge aufzulegen und ein- bis zweimal täglich Urin zu trinken. Innerhalb von fünf Tagen war ihre Haut wieder normal."

Hauterkrankungen und Lepra (Aussatz):
"Satyapal, einer meiner Patienten, litt seit 5 Jahren unter einem Ekzem. Er versuchte viele Salben und 'Blutreinigungsmittel',

aber alles vergebens. Ich überredete ihn, die Urin-Therapie anzuwenden. Zunächst konnte er nicht einwilligen, da aber schliesslich
keine Medizin half, entschloss er sich zu diesem Experiment. Einige Tage lang trug er fünf bis sechsmal täglich Urin auf die erkrankten Hautpartien auf. Obwohl das Jucken nachliess, verschwand
das Ekzem nicht. Ich bat ihn dann, mit Urin und Wasser zu fasten.
Sobald er mit dem Fasten begonnen hatte, breitete sich das Ekzem
über den ganzen Körper aus. Satyapal verlor die Geduld, brach das
Fasten ab und griff wieder zu einer Salbe. Nach zwei oder drei Tagen war das Ausbreiten des Ekzems wieder unter Kontrolle. Jedoch blieb es für eine lange Zeit ungeheilt. Ich sagte ihm, dass er
einen grossen Fehler gemacht habe, indem er die Salbe auftrug. Er
hätte noch einige Tage warten müssen, um es all dem Gift zu ge-
statten, aus dem Körper herauszutreten. Er nahm sich den Hinweis
zu Herzen und begann noch einmal das Fasten mit Urin und mit
Wasser. Wieder breitete sich das Ekzem aus, diesmal jedoch igno-
rierte er es und setzte sein Fasten sowie das Einreiben mit Urin
fort. Er fastete vier Tage lang und zwanzig Tage rieb er sich mit
Urin ein. Das Ekzem verschwand und kam nie wieder.
Dieses Beispiel zeigt, wie wichtig es ist, Geduld zu haben und fest
entschlossen zu sein. Wenn die Gifte aus dem Körper austreten,
werden die meisten Patienten mutlos. Sie denken, dass sich ihr Zustand verschlimmert. Auch Verwandte und Freunde tragen dann
mit ihren Meinungen zur Entmutigung bei."

Hier möchte ich noch einen sonderbaren Bericht einer englischen
Krankenschwester mitteilen (es war mir nicht möglich,die Wahrhaftigkeit nachzuprüfen). "Sie sei", so schrieb sie, "während ihres
Urlaubes in ein Lepra-Spital in Indien gegangen, um diese Krankheit kennen zu lernen. Man habe ihr einen leprakranken Mann gezeigt, der an seiner Fusssohle ein handtellergrosses Geschwür
aufwies, welches auf die übliche Behandlung mit Sulfonamiden
nicht ansprach. Die Ärzte bestimmten den Patienten zu einer
Fuss-Amputation. Diese Krankenschwester besass den Mut, den
Ärzten mitzuteilen, sie habe erfahren, dass eine äussere Urinap-

plikation zusammen mit oraler Einnahme eine diesbezügliche Heilung des Lepra-Geschwüres bewirkt habe. Man bewilligte einen diesbezüglichen Versuch. (Wäre man in unsern Spitälern auf einen solchen Vorschlag auch eingetreten? wohl kaum.)
Der Patient musste urinieren, man unterrichtete ihn, dass jeden Tag sein Harn untersucht werden müsse für das neue Heilverfahren. Aus dieser Flüssigkeit bereitete man einen nassen Umschlag, der dauernd nass gehalten wurde. Zugleich gab man ihm Orangensaft und A-L-Flüssigkeit oral. Nach etwa 3 Wochen sei die langwierige Wunde sauber verheilt gewesen."

"Auch Leukoderma (weisse, pigmentlose Hautstellen) spreche auf die Urin-Therapie an, wenn diese lange Zeit ernsthaft durchgeführt wird. Ich habe es selbst bei einigen Patienten versucht, jedoch ausser bei einem Fall, ohne Erfolg. Dieser Fall war ein sechzehnjähriges Mädchen. Es gab nur eine einzige weisse Stelle auf ihrem Rücken. Diese Stelle hatte ungefähr den Durchmesser von 2,5 cm und war zwei Monate alt. Als das Mädchen und ihre Eltern sich grosse Sorgen machten und bereit waren, jeden auch noch so schwierigen Heilungsplan durchzuführen, bat ich sie, ihre Tochter drei Tage lang das Urinfasten durchführen zu lassen und mindestens vierzehn Tage lang den Körper mit Urin einzureiben. Während dieser Zeit durfte das Mädchen keine Gewürze oder sonstige unnatürlichen Lebensmittel zu sich nehmen. Ich freute mich, dass die Eltern und das Mädchen die Anweisungen gewissenhaft befolgten. Die weisse Stelle begann nach nur fünf Behandlungstagen die Farbe zu verändern und war nach weiteren fünf Tagen verschwunden. Sie setzten diese Behandlung jedoch noch fünf weitere Tage fort. Das Mädchen wurde nicht nur von dieser weissen Stelle befreit, sondern bekam obendrein eine aussergewöhnlich reine und klare Haut."

Leprafall: "Eines Abends traf Kaviray eine Person mit Namen Kehra, der unter Lepra (Aussatz) litt. Er bat Kaviray darum, ihn zu behandeln und begann zu weinen. Kaviray tröstete ihn und sagte ihm, dass diese Krankheit behandelt werden könne, vorausgesetzt, dass er bereit sei, seinen Anweisungen strikte Folge zu leisten. Kehra willigte ein, alles zu tun um geheilt zu werden. Kaviray riet ihm, allen Urin zu trinken und den Körper damit einzureiben. Nach drei Wochen mit dieser Behandlung begann Kehras Körper eine faul riechende Flüssigkeit abzusondern. Der Zustand verschlimmerte sich so sehr, dass der Patient mit der Behandlung aufhören wollte. Nach langen Überzeugungsversuchen willigte er ein, die Behandlung fortzusetzen. Kaviray ging täglich zu ihm, um ihn zu ermutigen. Eines Tages bekam Kehra ein heftiges Fieber und verbrachte eine schlaflose Nacht. Am nächsten Morgen geschah ein 'Wunder'. Kehras Haut löste sich vom Körper wie bei der Häutung einer Schlange. Er wurde auf eine Lage von Asche und Kuhdung gebettet und wurde bewusstlos. Bis zum Abend wurde die Asche viermal erneuert, um die ekelhafte Flüssigkeit aufzusaugen. Nach zwei Tagen kam er wieder zu Bewusstsein und man gab ihm Kuhmilch mit Honig. Sein Körper wurde mit einem Tuch gereinigt. Man legte ihn dann auf eine Liege. Der Patient fühlte sich gut und schmerzfrei. Er fuhr mit dem Trinken des Urins noch einige Tage fort und wurde vollständig geheilt."

Ich habe obige Geschichte einer deutschen Ärztin erzählt, die an einem Lepra-Spital in Indien arbeitet. Ich erhielt aber nie einen Bericht, ob das Krankenexperiment positiv oder negativ abgelaufen ist. Anscheinend schien der Ärztin die Methode zu einfach zu sein. Meine Meinung geht allerdings dahin, dass man solche Heilmethoden wenigstens versuchsweise anwenden soll. (Es wäre billiger, als einfach für milde Gaben im reichen Westen zu betteln). Ich denke an den Ausspruch von Paracelsus: "simplex sigillum veri" (Das Einfache ist das Siegel der Wahrheit).

Dr. Mithals Angaben über Erkrankungen der Augen, Ohren, Zähne:

"Das Waschen der Augen mit Urin dreimal täglich macht sie leuchtend und gesund. Die Sichtkraft verbessert sich und in vielen

Fällen wird das Tragen von Brillen unnötig. Er habe das an sich selbst erfahren, berichtet er. "1965 trug ich Brillengläser mit den Werten minus 2,5. Nach 2 Monaten Augenwäsche reduzierte sich der Wert auf 1,5, nach weiterer Behandlung sogar auf 1,0.

Die Anwendung von Urin als Augentropfen sowie die Augenwäsche heilt viele Augenerkrankungen verschiedener Natur. Das besonders Schöne ist die Tatsache, dass die Diagnose nicht wichtig sei. Welche Erkrankung auch immer vorliegen mag, sie wird von dieser Behandlung angesprochen, denn der Urin jedes individuellen Patienten ist die individuelle Medizin für seine individuellen Symptome." (Diese Meinung können wir Ärzte mit unserer Ausbildung überhaupt nicht unterstützen, gilt doch bei uns ein geflügeltes Wort: Vor die Therapie haben die Götter die Diagnose gestellt.)

Zu den Ohrerkrankungen (Alles Angaben von Mithal):

"Eiter im Ohr ist eine häufige Beschwerde bei Kindern. (Nach meiner Meinung gilt das nicht für unsere europäischen Verhältnisse, wo eine antibiotische Therapie eingesetzt werden soll.)

Einmal kam ein Ehepaar mit ihrem 7 Jahre alten Sohn zu mir. Das Kind litt bereits seit 11 Monaten unter vereiterten Ohren. Viele ayurvedische (besondere alte tibetanische Heilmethode) und allopathische Tropfen sowie andere Medizinen waren bereits erfolglos versucht worden. Die Wirkung dieser Mittel war immer nur von vorübergehender Dauer. Das Ehepaar berichtete mir von den Sorgen; und sie baten mich um Hilfe. Ich sagte ihnen, dass ich die gleichen Mittel habe, die sie bereits versucht hatten, und dass es nutzlos sei, sie noch einmal zu versuchen. Wenn sie jedoch wirklich dieses Leiden für immer los sein wollten, müssten sie bereit sein, sich auf eine etwas radikalere Massnahme einzulassen, die sie wahrscheinlich bereits beim Hören ablehnen würden. Ich erklärte ihnen, dass sie viermal täglich das Ohr mit Urin waschen sollten, und dass sie dem Kind täglich etwa 30 Gramm zu trinken geben müssen. Sie waren bereit, das Ohr täglich mit Urin zu spülen, das Trinken jedoch konnten sie nicht akzeptieren. Sie waren diesbezüglich sehr skeptisch. Ich sagte jedoch, wenn sie nicht meinen Rat voll befolgen, könne ich für die Wirkung der Behandlung nicht voll garantieren. Nach einigem Zögern willigten sie ein, es zu versuchen. Nach drei Tagen war das Ergebnis so ermutigend, dass sie mir erzählten, dass sie nun von der Wirkung voll überzeugt seien." (Dazu meine eigene Bemerkung: ich bin überrascht, wie suggestiv dieser Arzt vorging, kann mir aber damit allein die gute Wirkung kaum erklären.) "Nach 15 Tagen war das Kind gesund. Sie hörten mit dem Urintrinken auf, die Waschungen wurden jedoch noch einige Tage fortgesetzt. Jetzt ist das Kind 15 Jahre alt, und die Beschwerden sind nie wieder aufgetreten."

Fall von Sinusitis (Nebenhöhlenerkrankung). "Zur Zeit meiner Berichterstattung ist der Patient, Shri K.P. Patel, 58 Jahre alt. Vor sechs Jahren hatte er eine Nasenentzündung. Ein fauliger, stinkender, wässriger Auswurf kam aus seiner Nase. Manchmal war dieser auch mit Blut vermischt. Die Nase schmerzte. Drei- bis viermal wurde er im Krankenhaus punktiert, das Leiden hörte jedoch nicht auf. Er liess noch einmal eine Punktion vom Nasenspezialisten Dr. Balage durchführen, doch sein Zustand blieb unverändert. Acht Monate lang litt er ununterbrochen. Der ihm wohlgesinnte Shri Jitendra Ray gab ihm eines Tages das Buch 'Manava-Mutra' (ein indisches Buch über A-L-Erfahrungen). Nachdem er es gelesen hatte, begann er zunächst einmal, seinen Urin täglich am Morgen durch beide Nasenlöcher einzuziehen und praktizierte dieses 7 Monate lang. Das Resultat war, dass er seine Sinusitis-Erkrankung los wurde und für immer davon befreit war."
"Das Hochziehen des Urins durch die Nasenlöcher ist ein vorzügliches Mittel gegen das Nasenbluten. Ausserdem verbessert es die Sehkraft der Augen." (Das wäre ein Ratschlag, den man versuchen könnte.)

(Seine Bemerkungen zu Zahnkrankheiten muten etwas fremd an)
"Der Urin ist auch auf dem zahnmedizinischen Gebiet und bei sonstigen Erkrankungen der Mundhöhle von grosser Wirksamkeit. Gegen einfache Zahnschmerzen sollte man etwas Urin in den Mund nehmen und ihn zwei bis drei Minuten lang damit spülen. Das sollte fünf oder sechs mal wiederholt werden. Die Schmerzen werden nachlassen. Hernach sollte man ein Stück Stoff, der mit Urin getränkt wurde, auf den schmerzenden Zahn legen. Ich habe die Erfahrung gemacht, dass ein drei bis sieben Tage alter Urin bei Zahnschmerzen wirkungsvoller ist."

"Es ist schwierig, an die Heilkraft des Urins zu glauben, wenn man diese nicht an sich selbst erfahren hat. Eines Tages reiste ich mit meiner Frau im Zug. Es war eine lange Nachtreise. In der Mitte der Nacht begann ihr Zahn heftig zu schmerzen. Ich hatte einige Aspirin-Tabletten bei mir, aber sie halfen nicht. Dann riet ich ihr, zur Toilette zu gehen und mit etwas Urin einige Minuten lang den Mund auszuspülen. Sie verspürte gegen diesen Vorschlag eine Abneigung, aber ihre Schmerzen waren so heftig, dass sie keine andere Wahl hatte. Schliesslich versuchte sie dieses Mittel und erfuhr wie durch einen 'Zauber' eine Erleichterung."

"Dieser Fall steht nicht für sich allein. Ich habe es viele Male versucht. Ich bewahre immer etwas Urin für die äussere Anwendung in einer Flasche auf, natürlich nur für meinen persönlichen Gebrauch. Eines Tages kam einer meiner Verwandten mit starken Zahnschmerzen zu mir. Ich nahm ein Stückchen Stoff, tränkte es mit dem Urin aus der Flasche und betupfte damit das Loch. Innerhalb einer Minute hörte der Schmerz auf."

"In den Fällen von Zahnfleischvereiterung und lockeren Zähnen reicht das einmalige Ausspülen des Mundes nicht aus. Man sollte den Mund mindestens zwei Monate lang mehrmals täglich ausspülen. Wenn man dabei täglich am Morgen noch etwas Urin zu sich nimmt, fördert man den Gesundungsprozess sehr. (Er warnt auch vor zuviel Schwarztee(?) und vor Süssigkeiten.)"

"Ein junger Mann, 30 Jahre alt, litt unter Zahnfleischvereiterung. Seine vorderen Zähne unten waren sehr schwach und lose, und der Zahnarzt riet ihm, sie ziehen zu lassen. Auf meine Empfehlung hin versuchte er die Urin-Therapie. Dieser junge Mann hatte einen besonders starken Willen. Er folgte den Anweisungen ganz genau. In zwei Monaten festigten sich seine Zähne und sein Zahnfleisch wurde ganz gesund." (Was sagen wohl meine befreundeten Zahnärzte zu diesem mittelalterlich anmutenden Vorgehen?)

11. Kapitel:

Erkältungen, Husten und Asthma

Wie ich später von den Erfahrungen des deutschen Kinderarztes HERZ berichten werde, hatte Mithal auch gute Erfolge beim Keuchhusten gesehen. Hier folgt in seinem Buch der Fall einer Asthmatikerin. Sie war die Schwiegertochter von Shri Raojibhai. Er hat die Einzelheiten so beschrieben:

"Sie litt seit den vergangenen 12 Jahren unter Asthma. Sobald die Regensaison begann und sich Wolken am Himmel bildeten, wurde ihr Zustand miserabel. Es fiel uns sehr schwer, während der Regenzeit und im Winter ihr Leiden mitanzusehen. Alle Familienmitglieder pflegten sie abwechselnd. Ihr Keuchen und nach Luftringen erreichte oft die Grenze der Qual. Verschiedene Medikamente wurden angewendet. – Zig Ephedrin und andere Injektionen wurden verabreicht, viele Tabletten mit verschiedenen Namen wurden gegessen und unzählige Flaschen mit Säften wurden geleert. Eineinhalb Jahre lang wurde eine homöopathische Behandlung versucht. Auch die ayurvedische Medizin wurde probiert, aber ihr Zustand veränderte sich nicht. Im Mai letzten Jahres ging sie nach Bombay. Die Asthma-Symptome traten wegen der hohen Luftfeuchtigkeit sogar mitten im Sommer auf. Am 7. Juni 1958 kehrte sie nach Ahmedabad zurück. Die Temperaturen in Ahmedabad waren zu dieser Zeit 112 Grad Fahrenheit (über 40 Grad Celsius). Selbst bei diesen heissen Temperaturen bekam sie einen unerträglichen Asthma-Anfall. Am 9. Juni ging es ihr extrem schlecht. Da hatte ich die Idee, meinen Sohn anzurufen und ihn zu bitten, ihre Brust mit Urin einzureiben. Eine halbe Stunde nach der Einreibung besserte sich ihr schlechter Zustand. Nach diesem Resultat entschied ich, dass sie sich ab 10. Juni einer Urin-Therapie unterziehen sollte. Als ich meine eigene Urin-Therapie durchführte, lebte sie in meiner Nähe und konnte mich beobachten. Auf diese Weise hatte sie die zunächst bestehende Abneigung gegen den Urin bereits überwunden. Am 10. Juni begann ihre Behandlung.

84

Ich möchte hier eine wichtige Anmerkung machen. Wenn man nicht in der Lage ist, sich selbst mit Urin einzureiben, sollte die Person, die den Körper mit Urin einreibt, jemand sein, der den Patienten liebt." (Zwischenbemerkung von mir: ich bewundere das feine psychologische Gespür dieses Inders; das ist bestimmt völlig richtig). "Eine extra für diesen Zweck angestellte Person hat für diese Aufgabe nicht das genügende Interesse. Ich bat deshalb den Ehemann darum, sich die Zeit zu nehmen und seine Frau zu pflegen. Er war einverstanden. Die Patientin selbst hatte keinen Widerwillen gegen den Urin." (Auch das halte ich für sehr wichtig.) "Deshalb begann sie am 10. Juni täglich morgens den Urin zu trinken. Am 14. Juni begann sie das Fasten. Ich wusste nicht im voraus, wieviele Tage notwendig sein würden. Ich hatte jedoch Vertrauen in die Tatsache, dass die Natur von selbst die notwendige Zeitdauer für das Fasten anzeigen würde. Wenn die Nieren gesund sind, die Produktion des Urins normal, wird der Körper durch Fasten mit Urin kaum geschwächt. Um jedoch ihre Energie aufrecht zu erhalten, gab ich ihr 2 dl Dattelwasser. (Datteln werden dabei 6 Stunden lang in Wasser eingeweicht und dann darin zerdrückt, die Flüssigkeit hernach durch ein Tuch gefiltert). (Anmerkung, obiges gilt nicht für Diabetes-Patienten.) Am 15. und 17. Juni hatte die Patientin sieben bis achtmal Durchfall und ihr Magen und ihr Verdauungstrakt befreiten sich von angesammelten Giften und Schleim. Am 17. Juni hörte der Durchfall auf. Am 18. Juni begann sie sich gleich von morgens an zu übergeben, und jedes Mal entleerte sie dicken Schleim, vermischt mit anderem Mageninhalt. Nach jedem Erbrechen fühlte sie sich besser und entspannt. Am 19. Juni abends, liess das Erbrechen langsam nach. Auch die Lungen und Bronchien wurden von Schleim befreit. Wie würde nun die nächste Reaktion sein? Niemand konnte es vorhersehen. Am 20. Juni morgens begann die Patientin zu niesen. Ich fragte sie: warum niesest du, bist du erkältet? Sie antwortete, dass dieses Niesen nicht von einer Erkältung stamme, denn wäre es eine Erkältung, dann würde sie eine wässerige Absonderung in der Nase verspüren. Dies aber war ein ganz trockenes Niesen. Die Folgen dieses Niesens wurden sofort offensichtlich. Schleim sammelte sich im oberen Teil der Speiseröhre an und konnte heraus befördert werden. Den ganzen Tag über dauerte das Niesen an, und am Abend liess es dann nach." Am 21. Juni sagte sie zu mir: "Ich fühle, dass mein Körper jetzt gesund ist und dass die Wurzeln des Asthmas zerstört sind. Wenn du es erlaubst, möchte ich morgen mit dem Fasten aufhören. Ich werde noch eine lange Zeit darnach mit dem täglichen Urintrinken fortfahren und werde regelmässig an einem Tag in der Woche fasten, um einer erneuten Erkrankung vorzubeugen."

Ich gestattete ihr, am 22. Juni das Fasten zu brechen. Sie nahm am Morgen Dattelwasser zu sich, zur Mittagszeit Papaya- und Granatapfelsaft und am Abend die Brühe von gekochten Linsen und Hülsenfrüchten. Zwei Tage lang fuhr sie fort mit ihrer Diät aus Früchten und flüssiger Nahrung. Am 26. Juni begann sie mit einfachen und bekömmlichen Mahlzeiten. So heilte sie ihr Asthma. Ihr Gewicht hatte sich von 140 Pfund auf 120 Pfund reduziert, ihr Körper wurde beweglich und ihre Haut zart und glänzend. Nach ihrer Behandlung regnete es in Ahmedabad stark, heftige Gewitter tobten. Eine Woche lang blieb die Umwelt sehr feucht. Dennoch reiste sie mit dem Auto nach Dakor. Sie geht täglich spazieren. Es sind nun zwei Winter- und zwei Regenzeiten nach ihrem Fasten vergangen, ohne dass sie einen Asthma-Anfall erleiden musste. Es ist unwahrscheinlich, dass das Asthma wieder kommt, dennoch hält sie sich an die Vorsichtsmassnahmen und trinkt regelmässig Urin."

Obige Beschreibung ist etwas ausführlich, jedoch sehr anschaulich.

"Ich will hier noch eine weitere wichtige Bemerkung anfügen: In den meisten Fällen treten Reaktionen wie Durchfall, Erbrechen, Niesen etc. wie im beschriebenen Fall auf. Jedoch muss dies nicht der Fall sein. Es wurden viele Fälle beobachtet, in denen der Patient ohne irgendwelche auffälligen, unangenehmen Reaktionen geheilt wurde."

Fieberfälle in Dr.Mithals Buch:
(noch vor der Antibiotika-Aera)

In heutiger Zeit wird man wohl in allen schwereren Fällen eine gezielte Antibiotika-Therapie einsetzen. Die Angaben sind aber immerhin erwähnenswert, dass man vorher mit der A-L-Therapie das Fieber senken konnte, wie folgende Fälle zeigen.

Mithal erwähnt in seiner Schrift Mitteilungen vom Armstrong-Buch "The water of life" (Das Lebenswasser), aus dem ich später noch etliche Fälle erwähnen will:
"Das ist die Schilderung einer Fiebererkrankung einer jungen, siebzehnjährigen Frau, und wie diese geheilt wurde. Sie hatte seit sechs Tagen eine Temperatur von 105 F (40,5 Grad Celsius). Ihr Körper war sehr schwach. Der Vater der Patientin hatte von der Urintherapie gehört und hatte zu dieser Methode Vertrauen. Er rief Armstrong; der aber dachte, dass es für eine so geschwächte Frau schwierig sein dürfte zu fasten, aber die Frau willigte ein. Ihr Urin war schmutzig und spärlich. 24 Stunden nach Beginn der Fastenkur mit Urin und Wasser senkte sich ihr Fieber auf 39,5 Grad Celsius. Auch die Farbe und die Beschaffenheit ihres Urins veränderte sich, er wurde klarer. Nach drei Tagen senkte sich die Temperatur auf 37 Grad, und nach fünf Tagen senkte sie sich auf 35 Grad. Das Gesicht der Patientin bekam ein strahlendes Aussehen und ihr körperliches Befinden wurde lebhafter. Der Arzt war über diese Entwicklung sehr erstaunt. Das Fasten wurde nach 18 Tagen beendet. Die Haut der Patientin wurde zart wie die eines Kindes. Wenige Tage nach Beendigung des Fastens war sie in der Lage, schwere Arbeit zu verrichten. Sie fuhr mit dem Urin-Trinken fort. Nach einigen Jahren heiratete sie und bekam Kinder."

"Malaria ist als eine sehr hartnäckige Krankheit bekannt. Moskitos sind die Übertrager. Der Malaria-Kranke zeigt gewöhnlich drei voneinander verschiedene Stadien der gesundheitlichen Störung: Extremes Frieren, extreme Hitze und Schwitzen. Malaria kann den Patienten äusserst stark schwächen. Medikamente gegen Malaria sind Chinin und seine Abkömmlinge. Jedoch ist allgemein bekannt, dass Chinin die Krankheit nicht vollkommen heilt. Es folgen sehr oft wieder Rückfälle mit noch grösserer Heftigkeit. Armstrong sagt uns, dass Malaria mit der Urin-Therapie vollständig geheilt werden könne. Er berichtet, dass keiner seiner Fälle länger als 10 Tage zur Heilung benötigte. Hier folgt ein solcher Fall aus seinen Aufzeichnungen:"

"Der Patient sah gesund und kräftig aus. Er war eine Person mit guten Lebensgewohnheiten. Er holte sich die Malaria im fernen Osten. Er hatte bereits 36 Malaria-Anfälle hinter sich und nahm regelmässig Chinin ein. Schliesslich wurde er durch ein zehntägiges Fasten mit Urin und Wasser geheilt. Er benötigte niemals mehr Chinin und blieb sein Leben lang gesund, indem er mässig lebte und das 'Lebenswasser' trank."

"Die Natur ist der beste Arzt. Shri Morarji Desai heilte ebenfalls seine Malaria mit einem zehntägigen Fasten. Seine Malaria verschwand vollkommen und trat nie wieder auf."

Fieber unbekannter Herkunft und von schwerster Natur sollen alle auf die Urin-Therapie ansprechen(?)." Das "Schwarze Fieber" (der Urin des Patienten erscheint schwarz) eines Offiziers der Armee in Südafrika wurde durch das Fasten mit Urin und Wasser sowie durch feuchte Urin-Umschläge auf die Stirn geheilt. Die Einheimischen Afrikas fanden den Offizier bewusstlos. Sie überredeten ihn später zu einer Urin-Behandlung. Dieser Vorfall geschah, bevor Armstrong seine Erfahrungen machte und ist in seinem Buch beschrieben."

"Auch ich", so Dr.Mithal, "habe Erfahrungen in solchen Fällen aus erster Hand. Ich selbst holte mir vor vier Jahren die Malaria. Zu diesem Zeitpunkt hatte ich bereits in vielen Fällen die Urin-Therapie angewendet und war von ihrer Wirksamkeit voll überzeugt. Ein dreitägiges Urinfasten brachte mir vollständige Heilung. Einer meiner Verwandten hatte sich ebenfalls fast zur gleichen Zeit die Malaria zugezogen, wollte jedoch nicht auf meinen Ratschlag hören und nahm Chinin ein. Nach fünf Wochen bekam er den nächsten Malaria-Anfall. Dieses Mal willigte er ein, das Urin-Fasten zu versuchen und hielt das drei Tage lang durch. Er wurde geheilt, fuhr jedoch mit dem morgendlichen Urin-Trinken als Vorsichtsmassnahme noch einen Monat lang fort."

Meine eigene Bemerkung zu diesen Fällen: Ich bin immer wieder erstaunt, dass nach diesen und anderen Berichten die A-L-Therapie bei verschiedensten Fieberfällen hilft. Nach meinen jetzigen Überlegungen weist dieses Geschehen auf ein ganz spezifisches Heil-Agens hin, das unser eigener Körper zur Überwindung der jeweiligen Erkrankung einsetzt. Wenn es den Wissenschaftlern gelingen würde, dieses Agens anzureichern, könnte man es in der Therapie gezielt einsetzen und so eine sanfte und nebenwirkungsfreie Genesung erzielen.

Berichte von Dr. Mithal durch A-L-Therapie bei **Nierenerkrankungen**
(Er führt aber nicht selbst erlebte Fälle an, die Darstellungen sind erstaunlich und fast unglaubhaft, doch geben sie vielleicht diese oder jene Denkanstösse zu therapie-trächtigen Überlegungen).

"Eine vierzigjährige, verheiratete Frau befand sich in einer kritischen Situation. Sie atmete nur noch schwer und ihr Urin floss spärlich; er war dick und mit Blut und Eiter durchzogen. Ein Jahr zuvor erfreute sie sich einer guten Gesundheit mit einem charmanten Aussehen. Gemäss ihrer Grösse sollte sie 144 Pfund (englische) wiegen, nach dem Beginn ihrer Krankheit erreichte sie 280 Pfund. Die Ärzte erklärten ihre Unheilbarkeit, aber der schon öfters erwähnte Armstrong verlor die Hoffnung nicht. Glücklicherweise waren die ihr zur Verfügung stehenden Pflegerinnen sehr hilfsbereit und Armstrong war mit ihrem Beistand sehr zufrieden. Die Behandlung der Patientin begann mit einer Menge von zwei Ounces (0,0568 Liter) ihres eigenen Urins. Der Urin roch faul, scharf und war schwerflüssig. Selbst dieser Urin hatte auf die Patientin eine Wirkung, die an Zauber grenzte." (Zwischenbemerkung von mir: ich benutze diese für uns etwas wenig wissenschaftliche Ausdrucksweise; es ist für mich ein Hinweis, dass der schreibende Beobachter anscheinend durch das Geschehen sehr beeindruckt war.)

"In den nächsten 24 Stunden erhöhte sich ihre Urinmenge auf 200 Ounces (5,68 Liter). Urin hat die wundervolle Eigenschaft, versteckte Gifte aus dem Körper zu vertreiben. Während sie mit dem Urintrinken fortfuhr, erhöhte sich seine Menge noch weiter und sowohl seine Farbe wie die Beschaffenheit veränderten sich. Er wurde zu einer klaren, hellen Flüssigkeit und glich äusserlich dem Regenwasser. Ausser dem Urin trank die Patientin auch noch Leitungswasser; während der ersten 24 Stunden trank sie langsam 108 Ounces (3,07 Liter).

Nach drei Tagen war ihr Durst gestillt. Am vierten Tag schien sie ausser Gefahr zu sein. Die beiden Pflegerinnen versorgten sie weiterhin.

Am dreiundzwanzigsten Tag ihres Fastens gab ihr eine der Pflegerinnen eine kleine Menge Saft, mit wenigen Tropfen Zitrone vermischt. Die darauffolgende Reaktion war sehr heftig. Innerhalb von zwei Stunden begannen ihre Arme stark zu jucken und es wurde ein Körper-Ausschlag sichtbar. Der Urinfluss hörte auf und die Beckenregion schwoll an. Es wurden sofort Urin-Umschläge auf die angeschwollenen Körperteile gelegt. Für diesen Zweck benutzten die Pflegerinnen ihren eigenen Urin. Auch die beiden Arme der Patientin wurden mit Urin eingerieben. Nach vier Stunden konnte sie wiederum Urin lassen und sie erholte sich langsam.

Das tägliche, zwei-bis dreimalige Einreiben des Patienten ist ein sehr wichtiger Teil der Urin-Therapie, vorausgesetzt, der Patient ist in der Lage, dies zu ertragen. Dementsprechend handelten die Pflegerinnen, indem sie die Patientin zweimal täglich mit ihrem

Urin einreiben. Nach 48 Tagen Fasten (!) hatte sich der Zustand der Patientin so gebessert, dass sie ihr Fasten mit Orangensaft brechen konnte. Nach einer Woche hatte ihr Gewicht 119 Pfund erreicht und sie begann, in ihrem Zimmer herumzugehen. Sie fuhr mit dem Urintrinken und dem Einreiben fort, was dann schliesslich zu einer vollständigen Heilung führte."

"Die obige Beschreibung erscheint unglaublich, entspricht aber der vollständigen Wahrheit. Die Nierenerkrankung der Frau wurde vollkommen geheilt. Armstrong schreibt, dass die Öffentlichkeit von ihrer Genesung sehr beeindruckt war. Leider jedoch nahmen die Ärzte keine Notiz davon."

"Nephritis, das Anschwellen der Nieren"; (das ist natürlich eine absolut ungenügende Beschreibung für Ärzte), "reagiert sehr gut auf die Urintherapie. Dr. Parag D. Desai, der ein erfolgreicher Urintherapeut ist und einiges zur Veröffentlichung dieser Therapie-Art beigetragen hat, empfiehlt, den schwarzen Schlamm vom Grunde eines Sees zu nehmen, diesen mit Urin zu mischen und dieses Gemisch auf die angeschwollenen Körperpartien zu legen. Wenn der Urin nur noch spärlich fliesst, oder gänzlich zu fliessen aufgehört hat, kann das Verabreichen einer kleinen Menge fremden Urins sowie ein feuchter Urinumschlag auf das Becken das Problem bereits lösen.
Bei schmerzhaftem Urinieren ist die gleiche Behandlung ratsam."

Ein anderer Fall: "Shri Pratap Kautharia, ein Künstler aus Bombay, 35 Jahre alt, hatte sieben Jahre lang ein Nierensteinleiden. Er wurde von vielen verschiedenen Ärzten behandelt. Alle rieten ihm zu einer Operation, auf die er sich nicht einlassen wollte. Zum Schluss behandelte ihn Dr. Parag D. Desai, der Direktor des Urin-Therapie-Zentrums in Bombay. Er verschrieb ihm Urinumschläge und das Urin-Trinken. Der Patient wurde geheilt." (Meine eigene Bemerkung: diese Darstellung mangelt natürlich an Genauigkeit, so fehlen Röntgen-Bilder vor und nach der Therapie, aber ich halte mich dennoch für berechtigt, auf diese merkwürdige Möglichkeit hinzuweisen.)

A-L und Krebs – Ansporn für neue Forschung?

Es fällt mir nicht leicht, darüber zu berichten, weiss ich doch, wie oft schon über "neue Krebs-Therapien" geschrieben wurde, die sich bei einer seriösen Nachprüfung als wirkungslos erwiesen haben. Ich möchte nicht falsche Hoffnungen wachrufen, finde es aber trotzdem für nötig, meine Leser auch über diese Erfahrungen zu informieren.

Nach dem bisher Mitgeteilten ist wenigstens ein denkbarer Weg verständlich geworden, dass allein durch die Anregung des Immunsystems eine Mit-Hilfe gebracht werden könnte. Ich werde im Folgenden einige diesbezügliche "Fälle" anführen, die uns mindestens nachdenklich machen sollen. Als Gegenargument kann auf jeden Fall niemand anführen, dass alles "eine reine Geldmacherei" sei; kann ich mir doch kaum ein Verfahren vorstellen, das finanziell billiger ist. Ein auf den ersten Blick vernünftig erscheinender Grund zur Ablehnung kann darin bestehen, dass man mit dieser, in den Augen vieler "wertlosen" Methode, nur eine unnütze Zeitspanne verschwende und dadurch den richtigen Zeitpunkt des nützlichen, wissenschaftlich erwiesenen Eingreifens verpasse.

Dem ist entgegenzuhalten, dass schon allein durch eine Steigerung der eigenen Immunabwehr dem Patienten eine gewisse Hilfe gebracht werden kann, dass er hernach zum Beispiel die nachfolgend einsetzende Chemotherapie besser erträgt. (Aus der Literatur erwähne ich eine Patientin von Dr. Bartnett: "Mr. L. aus New York": Diese berichtete, dass sie seit 4 Monaten die Urintherapie anwende. Sie sei eine Patientin mit "PWA" (Person with Aids), ihr bisher einziges Symptom sei eine Absenkung der T-Lymphozyten. Diese hätten sich aber durch die A-L-Therapie von 285 auf 489 verbessert. [Diese Anzahl ist nahezu normal]).

Vorläufig bedeutet aber die A-L-Methode für mich noch keinesfalls eine allein schon wirksame Krebs-Therapie. In meinen Augen könnte sie aber ein wirksames additives Verfahren darstellen. Die Krebserkrankung ist sicherlich multicausal (von vielen Ursachen herrührend), deshalb darf und soll die Therapie nach meiner Meinung auch vielschichtig sein.

Für mich als Arzt ist den nachfolgend geschilderten Krankheitsgeschichten auch anzukreiden, dass eine Objektivierung der Diagnose fehlt. Es geht nicht an, zum Beispiel bei einem Knoten in der Brust einfach von Krebsbefall zu sprechen, auch wenn er noch so gross ist. Wir benötigen zur Diagnose Laborwerte, Röntgenbilder und Gewebe-Tests.

Es ist aber trotzdem erstaunlich, dass solche Knoten in der Brust in manchen geschilderten Fällen mit der Urintherapie nach kurzer Zeit verschwunden seien. Heute sind die Chirurgen vorsichtiger geworden und operieren erst nach Bestätigung der Vermutungs-Diagnose. In diesem Zusammenhang erinnere ich mich an eine Patientin, die wegen einem orangengrossen Knoten in der Brust in meine Behandlung kam. Auch der behandelnde Frauenarzt sagte ihr, nach allen Untersuchungen sei die Geschwulst gutartig und man könne von einer Brustamputation absehen. Es war dann auch möglich, mit manchen additiven Verfahren diese grosse Geschwulst ganz wesentlich zu verkleinern, aber ganz, wie es die nachfolgenden Berichte schildern, verschwand sie nicht. Leider wusste ich noch nichts von der A-L-Therapie.

In manchen Fällen hat der Krebsbefall eine psychische Mitursache oder im psychischen Bereich liegt sogar der Hauptgrund der krankmachenden Entwicklung. Im medizinischen Schrifttum sind einige hundert sogenannter Spontanheilungen von Krebserkrankungen bekannt, die auf "unerklärliche Weise" gesund wurden. Deshalb ist es niemals richtig, dem Patienten auf eine gefühllose Art die niederschmetternde Diagnose mitzuteilen, ohne ihn zu ermuntern, dass die vorgeschlagene Therapie, sei es z.B. Chemotherapie oder Bestrahlung oder eine Operation eine wirkliche Wendung zum Bessern bringen könne.

In USA lebt ein Doktor Simonton, der eine Psychologin zur Frau hatte. Im Jahre 1977 überlegten sie sich, ob es wohl möglich sei, dass psychische Therapie-Massnahmen bei Krebspatienten eine erfolgreiche Mithilfe darstellen würden? Sie beschlossen, den nächst zugewiesenen Krebspatienten auf diese Weise mitzubehandeln.

Dieser Krebspatient war ein Farmer, ungefähr 50 Jahre alt. Er litt an einem weit fortgeschrittenen Speiseröhrenkrebs. Seine Heilungsaussichten waren minimal und sowohl die Röntgen-Therapie als auch die Chemotherapie waren ihm bisher gar nicht zuträglich. Laut Abmachung wählte Simonton diesen schwierigen Fall für den Versuch aus. Er erklärte dem Patienten, er möge seine weissen Blutkörperchen einsetzen, dass diese in seiner Vorstellung zum Krebsknoten wandern, dort die Geschwulstzellen angreifen und abtragen sollen. Ungefähr in dieser Art verlief die Unterredung. Natürlich sind im allgemeinen noch viele andere psychisch betonte Unterredungen notwendig, aber das kann ich jetzt nicht erörtern.

In der Folge stellte man eine eindeutige Besserung im schweren Krankheitsverlauf fest; der Farmer ertrug nun die Bestrahlung und die Chemotherapie besser, er konnte wiederum leichter schlucken, von Woche zu Woche gesundete er immer mehr und nach 2 Monaten war er geheilt.
Die Simontons waren erfreut und erstaunt. Sie erkundigten sich beim Patienten, wie er es denn tatsächlich angestellt habe? Dieser unkomplizierte Mann war über seine Heilung eigentlich gar nicht so erstaunt; er fand das ganz natürlich, dass das angewandte Verfahren auch tatsächlich half. Aber, so sagte er, die Angelegenheit mit den weissen Blutkörperchen habe er nicht richtig verstanden. Er erinnerte sich nur an irgendwelche weisse Körperzellen.
Als praktischer Mann ging er erfinderisch auf folgende Art und Weise vor. "Weiss" erweckte in ihm die Vorstellung von weissen Schneeflocken. Er schickte diese weissen Schneeflocken auf sei-

nen Tumorknoten in der Speiseröhre, den er sich als schwarzen Felsbrocken ausmalte. Er wartete mit seinem inneren Bild jeweils solange, bis der ganze schwarze Brocken total mit weissen Schneeflocken zugedeckt war. So machte er jeden Tag etwa dreimal diese ungefähr 15 Minuten dauernde Übung. Und dann sei eben die erfreuliche Besserung eingetreten.

Er habe sich darauf überlegt, wenn nun der Tumor auf diese Weise geheilt worden sei, wolle er das gleiche Verfahren mit seinen Gelenken durchführen. Seit etlichen Jahren konnte er nämlich seinen geliebten Angelsport nicht mehr durchführen, weil er nach dem Stehen im kalten Wasser jeweils starke Gelenksbeschwerden bekam. Auch das habe sich tatsächlich durch seine neue Beziehung zum Kranksein gebessert.

Der Mann wurde etwa sechs Jahre nachbeobachtet. Die Heilung hielt in der Zeit an, dann sei der Farmer in eine andere Gegend gezogen.

Dieses ist der erstaunliche Bericht, der uns zum Nachdenken zwingt. Sicherlich ist das ein Einzelfall; gibt es dafür wohl noch nicht erkannte Gesetzmässigkeiten?

Nun also folgen einige diesbezügliche Erkrankungs-Fälle, die mit A-L behandelt wurden. Ich finde es erstaunlich, dass sich manche Übermittler auf I.W. Armstrong stützen, der sein Buch, "The water of live = Das Lebenswasser" erst auf Drängen seiner Freunde veröffentlicht hat.

Wer ist dieser Armstrong? Leider kannte ich ihn nicht, und ich fand nur spärliche Angaben über sein Leben, die ich aus den Aufzeichnungen von Dr. Mithal und Dr. Schaller entnehme.

Demnach waren Armstrongs Eltern einfache Leute. Sein Vater kurierte schon als Hobby die Krankheiten von Kühen, Pferden und Hunden mit ihrem Urin. (Vermutlich wurde dadurch der Junge sehr beeindruckt, und diese Erfahrung prägte sich seinem Unterbewusstsein ein). Während des ersten Weltkrieges wurde Armstrong zur Armee beordert, aber bei der Eintrittsuntersuchung mit der Diagnose "Lungentuberkulose" entlassen, er war damals 34 Jahre alt. Verschiedene angewandte Therapien brachten keinen Erfolg, er bekam zusätzlich auch noch einen Diabetes. Er fühlte sich schwach, krank und lebensmüde.

Anscheinend war Armstrong religiös, denn er benutzte die christliche Bibel als Lektüre. Eines Tages las er im Alten Testament und fand in dem "Buch der Sprüche im Kapitel 5/15" den Satz: "Trink Wasser von der eigenen Zisterne und rinnendes Wasser von der eigenen Quelle." Er interpretierte das auf seine eigene Weise, nämlich so, dass er glaubte, dass damit ein Hinweis auf die A-L-Therapie gegeben sei. (In seinem Unterbewusstsein erinnerte er sich an geheilte Fälle bei Mensch und Tier).

Dieser Gedanke war so mächtig, dass er sich sofort entschloss, diese Therapie an sich selbst anzuwenden.

Nun kann man natürlich darüber philosophieren, wieso diese "Intuition" oder diese "Erkenntnis" so mächtig auf ihn eindrang.

Der animistische Parapsychologe würde das so erklären, dass dieser Einfall einfach zufällig aus dem Unterbewusstsein geboren wurde; der spiritualistisch eingestellte Parapsychologe hingegen würde mutmassen, dass ihm diese Erkenntnis eingegeben wurde (Von wem? Von andern Wesenheiten? Von welchen?).

Wir erfahren ja bei der Entwicklung von Neu-Erfindungen manche seltsame Mitteilungen von Forschern und von Genies jeder Art, dass ihnen wichtige Neuerkenntnisse ganz plötzlich oder auch im Traume mitgeteilt wurden. (Ich denke an das weise Wort: "Dem suchenden Schüler wird im richtigen Moment der richtige Lehrer zugewiesen.")

In der Folge fastete Armstrong 40 Tage nur mit Urin und Leitungs-Wasser. Er massierte auch den ganzen Körper mit dieser A-L-Flüssigkeit ein. Nach dieser Zeit brach er sein Fasten mit rohem Fleisch. Mit der Nahrungsaufnahme ging er einige Tage vorsichtig voran, fuhr aber mit dem Trinken von Eigenurin fort (sicherlich mit geringerer Menge). Am Ende dieses Experimentes fühlte er sich wie ein neuer, jetzt aber verjüngter Mensch. Er sah mehr als zehn Jahre jünger aus, seine Haut wurde zart und glatt.

Auslösender Hinweis war also bei ihm das Lesen des obigen Bibelspruches, was bei ihm die Hoffnung und Überzeugung des guten Gelingens bewirkte. Ich erwähne das ausdrücklich in Analogie zur Schneeflocken-Vorstellung jenes Farmers aus den USA, das für den Krebsforscher Simonton das AHA- Erlebnis war, dass anscheinend auch in aussichtslosen Fällen mit der gezielten Vorstellung Hilfe gebracht werden kann. Bei andern Menschen wäre das wohl nicht auf diese Weise passiert.

So wurde Armstrong allmählich mutiger; mit seiner Methode sah er in verschiedensten Fällen gute Erfolge, sogar bei Tumoren, wo andere Ärzte vorher das Vorliegen einer Krebserkrankung festgestellt hatten. Nochmals erwähne ich die berechtigte Kritik, dass die genauen Angaben für eine Diagnostik fehlen, da man keinesfalls jeden Tumor nur durch Palpation (Betasten) allein schon als Krebsfall bezeichnen darf.

In diesem Zusammenhang erwähne ich nochmals den Ausspruch des jetzt berühmten, damals vor 470 Jahren verlachten Arztes Paracelsus, der aussagte, wenn man in der Volksmedizin ein erfolgbringendes Heilverfahren kennenlerne, dürfe man es nicht von vorneherein ablehnen, wenn es auch von einer Kuhmagd oder von einem Rossknecht stammen sollte...
Einige diesbezügliche Berichte von Armstrong sind einfach zu erstaunlich, als dass man nur mit einem unmutigen Achselzucken darüber hinweg gehen darf.

Also nun diese merkwürdigen Beispiele:
"Eine Frau von 40, sehr schwach, hatte einen Tumor in ihrer Brust. Sie hatte Untergewicht. Krebsspezialisten (?) hatten Krebs diagno-

stiziert und rieten zu einer Operation. Aber die Patientin weigerte sich strikte, diesen Rat anzunehmen und entschied sich zur Urin-Therapie. Sie begann das Fasten mit Urin und Wasser. Sie nahm täglich fast 4 Liter Flüssigkeit zu sich. Ihr Mann rieb ihren Körper täglich zwei Stunden lang mit Urin ein. Zugleich wurden Urin-Umschläge Tag und Nacht auf ihren gesamten Brustkorb gelegt. Nach zehn Tagen war die Patientin geheilt. Am zwölften Tag ging sie zu dem Krebsspezialisten, der sie diagnostiziert hatte, der nun keine Spur mehr vom alten Leiden feststellen konnte. Die Patientin hatte ausserdem unter Anaemie (Blutarmut) gelitten, die bei dem Genesungsprozess gleichzeitig mitgeheilt wurde."

Anderer Fall:
"Eine Frau mittleren Alters kam 1925 zu Armstrong. Sie hatte Krebs (?) in der Achselhöhle. Chirurgen rieten ihr, sich operieren zu lassen, aber ihre Tochter bat noch um einen Aufschub, damit ihre Mutter sich noch einer besonderen Diät unterziehen könne, um dann für die Operation fit zu sein. Die Ärzte waren mit diesem Vorschlag einverstanden und der Operationstermin wurde um eine Woche verschoben. Die Tochter der Patientin hatte bereits einige Erfahrungen mit der Urin-Therapie gemacht und überredete ihre Mutter, es zu versuchen. Innerhalb von fünf Tagen verschwand der Tumor(?). Nach zwei weiteren Tagen ging sie wie geplant ins Krankenhaus. Die Ärzte waren überrascht, sie geheilt zu sehen. Sie untersuchten die Patientin sorgfältig und konnten keinen Krebs mehr an ihr feststellen."

"Eine andere Kranke kam 1927 zu Armstrong. Sie war 45 Jahre alt und sehr korpulent. Sie hatte eine harte Krebsgeschwulst auf der rechten Seite ihrer Brust. (Nach meiner Meinung war dieser Tumor nicht bösartig, sondern eine gutartige Milchdrüsengeschwulst.) Vor zwei Jahren hatte sie bereits eine solche Geschwulst, die operiert wurde. Das zweite Mal wollte sie sich nicht operieren lassen und versuchte die Urin-Therapie. Nachdem sie 19 Tage mit Urin gefastet hatte, war die Geschwulst verschwunden, aber sie fastete weiter, um von ihrer Fettleibigkeit wegzukommen. Nach 28 Tagen war keine Spur mehr von Krebs (vermutlich eine falsche Diagnose) vorhanden und sie war zu einer hübschen jungen Frau geworden."

"Ein anderer Fall ist es wert, beschrieben zu werden, da er aufzeigt, dass ein Mensch mit verschiedenen Krankheiten, die miteinander nicht in Beziehung zu stehen scheinen, mit der Urin-Therapie von allen Leiden auf einmal geheilt werden kann. Die Patientin, eine junge Frau, hatte eine im Wachstum befindliche Drüsengeschwulst an ihrer rechten Brust. Der Familienarzt riet ihr zu einer gründlichen Untersuchung durch Fachleute. Sie wollte jedoch davon nichts wissen, da ihre Mutter nach einer solchen Operation gestorben war. Die Patientin litt ausserdem an einer chronischen Bauchfell-Entzündung. Man hatte ihr vor einiger Zeit den Blinddarm entfernt, jedoch hörten die Schmerzen danach nicht auf. Die Patientin begann das Urin-Fasten und setzte es, trotz der ablehnenden Haltung ihrer Verwandten, fort. Nach 19 Tagen waren ihre Brust und ihre Achselhöhle frei von Drüsenschwellungen. Doch die Bauchschmerzen existierten noch immer. Sie fuhr mit dem Fasten noch weitere 16 Tage fort und wurde vollkommen geheilt."

"Ein junger Mann, 28 Jahre alt, litt unter Halskrebs und Syphilis. Die Ärzte gaben ihm nur noch drei Tage zum Leben. Durch die Urintherapie wurde er geheilt und lebte viele Jahre."

"Eine alte Frau, 62 Jahre alt, hatte Darmkrebs und man riet ihr zur Operation. Sie wurde durch die Urintherapie geheilt und wurde 84 Jahre alt."

So einige Fälle von Armstrong. In der Literatur haben aber noch andere Personen über ähnliche Fälle berichtet. (Ich habe auch dort meine gleiche Kritik anzubringen, allerdings berichtet nach den Angaben von Dr. Bartnett ein Arzt über sein eigenes Krebsleiden.)

Im Büchlein von Dr. Beatrice Bartnett "Urine-Therapy" schreibt ein Dr. V. P. M.: "Ich bin ein ausgebildeter Arzt mit grosser Berufserfahrung und habe in Chirurgie und innerer Medizin gearbeitet. Am 12. März 1986 wurde bei mir ein Kehlkopf-Krebs festgestellt mit vergrösserten Halslymphknoten. Nachdem ich Chemotherapie und eine Serie von Kobalt-Behandlungen erhalten habe, wurde ich für eine Operation vorgesehen. Zwischen August bis Oktober desselben Jahres versuchte ich die Urin-Therapie. Bis am 5. Oktober 1986 war die Krankheit vollständig geheilt, und die vorgesehene Operation wurde gestrichen.

Ich wurde nicht nur in medizinischer Hinsicht gesund, sondern kann jetzt wieder ein völlig aktives Berufsleben führen; meine ganze Lebensqualität hat sich gebessert. Ich besitze wiederum dieselbe Arbeitskraft und -lust wie vor 30 Jahren." (So also der Arzt, dem man eigentlich ein gutes Urteil zutrauen dürfte.)

13. Kapitel:

Krankheitsfälle mit Gangrän (Wundbrand)

Im schon erwähnten Buch von Armstrong werden einige bemerkenswerte Fälle von Wundbrand geschildert, die für einen modernen Mediziner kaum möglich erscheinen. Allerdings sind die heutigen therapeutischen Massnahmen sicherlich gezielt wirksamer als jene vor einem halben Jahrhundert; ich denke an die verschiedenen Arten von Sauerstoff-Therapien, an wirksame Medikamente zur Erweiterung der verengten Arterien, schlussendlich an die grossen Erfolge der Gefässchirurgie. Trotzdem erscheint es mir nicht unwichtig, über die geschilderten Krankheitsfälle von Armstrong nachzudenken. Damals wurden seine Massnahmen von vielen nicht verstanden, heute jedoch kann man sich einen Wirkungsmodus wenigstens vorstellen.

Da dieselbe Therapie bei so verschiedenen gesundheitlichen Störungen anscheinend nützliche Heileffekte zeigte, vermute ich, dass der erkrankte Organismus wirklich in der Lage ist, jeweils das passende Heil-Agens selbst herzustellen. Sollte diese gedankliche Überlegung stimmen, könnte man die entsprechende Substanz isolieren, anreichern und dann individuell gezielt einsetzen. Ich wiederhole nochmals: das könnte eine Fundgrube für neue therapeutische Möglichkeiten erschliessen, auch für schwere und schwerste Krankheiten. Ich meinerseits zweifle nicht daran, dass es unsern Wissenschaftlern gelingen würde, diese Substanz zu finden, wenn diese Substanz überhaupt existiert und wenn man dann entsprechende Versuche anstellen würde. Gerade deshalb erwähne ich solch erstaunliche Berichte. Eine völlig unsinnig erscheinende Therapie könnte sich nie über Jahrtausende erhalten und wäre nie in vielen Völkern und Kontinenten bei ihren Anhängern als nützlich bekannt, wenn sie nur auf einem Hirngespinst beruhen würde und keine Erfolge aufzuweisen hätte. Vielleicht spürt ein Medizinstudent die grosse Bedeutung dieses Problems und be-

102

schliesst, über dieses Thema eine Doktor-Arbeit zu erstellen. Allerdings muss nicht nur dieser angehende Arzt wollen, er muss auch einen interessierten Professor finden, der die Arbeit annehmen will.

In meinem Fantasiebild könnte ich mir entsprechend durchgeführte Überprüfungen an einer medizinischen Universitäts-Poliklinik vorstellen, wo einerseits willige Patienten einverstanden sind, ihre Erkrankung eine zeitlang so zu behandeln. Ich zweifle auf Grund meiner Erfahrungen keinen Moment daran, dass solche Patienten leicht gefunden werden könnten, wenn man sie vorher entsprechend informiert.

Auf der andern Seite könnte dann eine Dissertation erstellt werden, wo mit den Körperflüssigkeiten entsprechende Tests angestellt würden. So hätten wir hernach Daten über die Beeinflussung des Blutbildes, und eminent wichtige Fragen wären geklärt; gibt es wirklich eine positive Beeinflussung der weissen Blutkörperchen, werden die T-Lymphozyten erhöht, etc.?

Aufgrund dieser Ergebnisse wäre man dann genügend motiviert, um die Suche nach dem "Heilenden Agens" in Angriff zu nehmen.

Ein weiterer Vorteil wäre, dass auf diese Weise Resultate von -zig Patienten erhältlich würden, und dass man nicht nur von "Einzelfällen" berichten müsste. Bei Einzelfällen ist ja ein gegnerischer Einwand oft zu hören, dass es sich nur um "Placebo-Ergebnisse" handeln könne.

Ein weiterer Nutzen würde darin bestehen, dass man für all diese Beobachtungen keine Tierversuche benötigt, und dass das erforderliche Ausgangsmaterial billig und leicht erhältlich ist.

Nun also zu den entsprechenden Mitteilungen aus dem Buch von Armstrong.

Auf Seite 31 des Buches "The water of life" steht:

"Meine erste Bekanntschaft mit den verheerenden Folgen von Gangrän machte ich im Jahre 1891, als ich zehnjährig war. (Meine Anmerkung: heute würde das Folgende bestimmt nicht mehr vorkommen.) Mein Schulkamerad hatte Zahnweh, der Zahnarzt zog einen Backenzahn, gleichzeitig wurde ein Stücklein des Kiefer-knochens aus Versehen mitentfernt. Es gab hernach eine Wundin-fektion mit anschliessender Gangrän. Trotz therapeutischer Mass-nahmen starb der zehnjährige Junge nach kurzer Zeit.

Der Zufall wollte es, dass ich zur gleichen Zeit eine geschwollene Wange hatte, allerdings aus einem andern Grund: Ich habe einen Bienenschwarm aufgescheucht und wurde von vielen Bienen in die Backe gestochen. Meine Mutter hat mich völlig kuriert, indem sie mein Gesicht mit meinem Urin wusch und dann ein Leinen-plätzchen, das in diese Flüssigkeit getaucht war, auf die geschwolle-ne Wange legte. In wenigen Stunden war Schwellung und Schmerz vorbei.

Dieselbe Behandlung wurde den Eltern des oben erwähnten Jun-gen angeraten, erntete aber nur ein mitleidiges, verachtungsvolles Lächeln mit allen Anzeichen des Ekels schon über diesen ge-schmacklosen Vorschlag allein. Seit diesem Vorfall weiss ich, dass meinem Freund das Urintrinken, zusammen mit Urinfasten, Was-sertrinken und Kompressen das Leben gerettet hätte..." (Diese An-nahme ist natürlich keineswegs gesichert.)

Ein anderer Fall von Armstrong: "Meinen ersten 'Gangrän-Fall' behandelte ich im Jahre 1920. Es betraf eine 35jährige Patientin. Sie war in der Obhut eines sehr bekannten Arztes mit viel Erfah-rung mit Fasten und Diät. Die Kranke litt an Blutarmut, die Lun-gen zeigten Zeichen einer grossen Störung (diese Ausdrücke sind für einen Arzt viel zu ungenau und zu wenig konkret; jedoch falle ich ob dieser Ungenauigkeit nicht in den Fehler, das Ganze zu ver-werfen); ausserdem zeigte sich an einem Fuss ein gangränöser Zu-stand mit einer Menge von verschiedenen Hautveränderungen (Wiederum zu unklare Darstellung für eine klare Beurteilung). Ausserdem litt die Patientin an Gelbsucht, ihr Bauch war gespannt und hart, ihr ganzer Körper dünn und ausgetrocknet. Auch hier wurde das Urinfasten und Wassertrinken durchgeführt, gleichzei-tig das Einreiben des Körpers und die Applikation von Urin-Kom-pressen. Nach 10 Tagen begannen die Nieren und Eingeweide wieder gut zu arbeiten. Die Hautveränderungen waren weniger störend. Die Atmung wurde leichter und normalisiert, der Schlaf war besser; vor allem zeigte der gangränöse Fuss Zeichen einer Heilung. Nach dem 18. Fastentag schaute der entsprechende Fuss völlig normal aus. Es bildete sich eine neue Haut, und man sah kein Zeichen mehr von einer verfärbten Hautveränderung. Der Fuss heilte ohne eine Narbe zurückzulassen."

"Als Folge dieser gelungenen Kur wurde mir ein anderer Krankheitsfall zugewiesen. Die Frau war in den frühen vierziger Jahren. Ihr rechtes Bein war in einem solchen Fäulniszustand, dass der medizinische Berater eine dringliche Amputation angeraten hatte. Die gesundheitliche Störung begann vor zwei Jahren mit einer Knöchelschwellung, man glaubte, weil sie so viel auf hartem Steinboden knien musste. Trotz vieler angewandter Therapiearten wurde die Störung schlimmer und weitete sich zur Gangrän aus; ausserdem bestand eine Verstopfung, Anaemie, Schlaflosigkeit, wunde Mundwinkel, Gesichts-Schmerzen, ein wunder Mund und eine schmerzhafte Zunge. Im gangränösen Bein traten viele Löcher auf (eine unwissenschaftliche aber anschauliche Schilderung des Zustandes). Trotz der vielen Krankheitserscheinungen hatte die Frau eine gute Einsicht, und ich hatte keine Schwierigkeiten, ihr das Urin- und Wasserfasten anzuraten.

Während der ersten 5 Tage verschwanden die ekzematösen Hauterscheinungen, ihre Körperhaut sah überall und in jeder Hinsicht gesunder aus. Der Gesichtsschmerz verschwand am zweiten Tag und in der dritten Nacht konnte sie nach Wochen der Schlaflosigkeit wiederum schlafen. Nach 14 Tagen sah man keinerlei Zeichen mehr von Gangrän, über den "Löchern" hatte sich eine neue Haut gebildet. Das kranke Bein, das vorher zweimal so dick war wie das gesunde, war nun wieder völlig normal. Es blieb keine Narbe zurück, die an das schwere Leiden erinnerte. Eine Woche lang durfte die Patientin nur Weinbeeren, Bananen und rohe Tomaten in geringer Menge zu sich nehmen, in der zweiten Woche als Zusatz unpasteurisierte Milch, und in der dritten Woche konnte sie wiederum eine normale Kost geniessen."

Weiter berichtet Armstrong in diesem Zusammenhang: Aufgrund seiner Erfahrungen heilt die Gangrän auf obige Weise oftmals schneller als andere schwere Krankheiten, und ich möchte nun in kurzer Folge einige andere Fälle darstellen. Armstrong erwähnt, dass fast alle Fälle vom Arzt die Amputation angeraten erhielten.

Es handelt sich um folgende Berichte:
"Mrs. E.: Gangränöse Füsse und Zehen mit Lähmung nach Impfung (?). Sie fastete 48 Tage. Der Urin heilte Füsse und Zehen in den ersten zwanzig Tagen."

"Mr. D.: Diabetische Gangrän des linken Vorderarmes. Er fastete 48 Tage für den Diabetes. Nach 18 Tagen war der Arm völlig normal. Es blieb keine Narbe zurück."

"Mr. J.W.B. (60 Jahre alt). Gangrän des ersten und zweiten Daumengelenkes nach Hammerschlag bei Maurer-Arbeit. Er war vorher 18 Wochen in ambulanter Therapie, das äussere Gelenk wurde amputiert. Hernach zeigte sich eine sich bis zum Handgelenk ausdehnende Verfärbung. Er fastete nach meiner Methode, applizierte uringetränkte Kompressen über der ganzen Hand, über dem Handgelenk und dem ganzen Arm. Innert einer Woche war er geheilt."

"Mrs. B.: Gangränöser Finger, gleichzeitig eine schwere Conjunctivitis (Augenbindehaut-Entzündung). Sie fastete 12 Tage für die Gangrän, eine Woche später unternahm sie ein zweites Fasten zur Behandlung der Conjunctivitis, welche am 23. Tag aufhellte."

"Mr. J.I., 54 Jahre alt. Daumenverletzung durch einen Fischknochen. Er ging am gleichen Tag zum Arzt. Es entwickelte sich trotzdem eine Gangrän. Der ärztliche Rat der nötigen Amputation wurde zurückgewiesen. Er fastete 14 Tage, der Körper wurde eingerieben, er erhielt Fingerumschläge mit altem Urin. Nach 3 Tagen zeigte sich eine Besserung. Die ganze Kur konnte nach 12 Tagen abgeschlossen werden."

Nun ein noch merkwürdigerer Bericht: "Mr. N zu der Zeit 55 Jahre alt. Eine tuberkulöse Gangrän auf beiden Beinen (?). Die Chirurgen schlugen die Amputation der Beine vor. Die Ehefrau willigte nicht ein. Die ganze Verfassung des Patienten war sehr schlecht. Er litt auch an schwerer Depression. Er fastete 42 Tage nach meiner Methode. Jetzt wandert er umher wie jeder andere Mann."

"Mrs. L., 48 Jahre alt. Gangrän an beiden Beinen und Füssen, nachdem ein grosses Gefäss mit kochendem Wasser über diese Stellen ausgeleert wurde. Sie bekam 3 Wochen eine Therapie des Arztes ohne Erfolg. Sie fastete dann 28 Tage mit den schon mehrmals erwähnten Ratschlägen. Nach zehn Tagen zeigte sich eine grosse Besserung, nach 14 Tagen war sie wieder hergestellt in voller Gesundheit."

14. Kapitel:

Bunt vermischte Fälle von Armstrong

Bei der Lektüre dieses Buches bin ich immer wieder überrascht über die Vielfalt der erwähnten Krankheitsfälle. Das ist auch der Grund, dass ich noch weitere mit A-L behandelte Mitteilungen anführe, dass der Leser wenigstens nachdenklich wird.

Dabei erinnere ich wiederum an einen Spruch von Paracelsus: "Lerne viel, frage andere Leute, gleich ob Hoch- oder Niedergestellte, und versuche es, erst dann zu urteilen, wenn man es probiert hat."

Mir selbst gibt dieses Überdenken den Mut, weiter zu forschen und diese A-L-Therapie an mir geeignet erscheinenden Fällen wenigstens anzubieten. Hoffentlich werden das auch meine nicht immer ganz liebevollen Mitmenschen einsehen. Glücklicherweise leben wir ja nicht mehr im Mittelalter, wo Ketzerprozesse und Verfolgungen Andersdenkender in grosser Zahl aufgetreten sind.

Natürlich möchte ich auch keineswegs meine ärztlichen Kollegen beleidigen. Es soll nur ein Anstoss zum gelegentlichen Umdenken sein: Das Gute bewahren und das Bessere einbauen.

So folgen also nochmals einige "Fälle" aus dem Armstrong-Buch und hernach noch von anderen Autoren.

Colitis mucosa (schleimbildende Dickdarmentzündung)
"Bei einem 6jährigen Jungen war bei jeder Stuhlentleerung viel Schleim beigemischt, andere Krankheitszeichen waren nicht vorhanden. Armstrong verordnete Urinfasten und schon nach 48 Stunden war die Störung vorbei. Dennoch liess er ihn noch 2 Tage weiter fasten, weil man nicht sofort aufhören könne, wenn auch die Symptome verschwunden seien.

Zwei Tage später traten dieselben Symptome bei der Mutter und auch bei der Schwester auf. Er liess beide während 8 Tagen nach

108

seiner oben erwähnten Methode fasten, obschon auch hier die Merkmale nach 5 Tagen oder noch früher nicht mehr vorhanden waren. Alle drei waren strenge Vegetarier. Sie erhielten den Rat, zu ihrer täglichen Diät auch Fleisch zu essen." Ich erwähne das mit Genugtuung, weil es unter den Verfechtern der A-L-Therapie einige gibt, die die Meinung vertreten, dass zu einer gut gelungenen Eigenurin-Therapie die fleischlose Kost eine absolut nötige Voraussetzung sei. Das entspricht auch nicht meiner Ansicht und Erfahrung. Wir Menschen haben weder den langen Darm eines wiederkauenden Rindes noch das Gebiss eines fleischfressenden Raubtieres.

Anderer Fall: Augenverletzung durch einen Holzsplitter. Der Splitter habe die Iris durchbohrt und ragte aus dem Auge heraus. Armstrong entfernte den Splitter, dann liess er den Patienten wenige Wochen mit Urin und Wasser fasten. Der Patient wurde dadurch völlig geheilt und hatte hernach eine perfekte Sehkraft. (Natürlich erwähne ich diesen Fall keineswegs, um ihn tel quel nachzuahmen; ich würde das höchstens auf einer durch Wind und Wetter abgeschnittenen Berghütte befolgen, wenn keine Abtransportmöglichkeiten ins nächste Spital bestehen. Aber wer weiss denn, was uns in unserer politisch unsicheren Welt noch alles bevorsteht.)

Psoriasis: "Der Patient war 60 Jahre alt. Zur Therapie fastete er im Juni eine Woche lang mit Urin und Wasser und wiederholte dieselbe Übung nochmals mit einer Woche Fasten im September des gleichen Jahres. Während der fastenfreien Zeit rieb er täglich in drei Schichten von je einer Stunde Dauer den Urin in die Körperoberfläche ein. Das ergab eine völlig gelungene Kur. Hernach befolgte er als tägliche Gewohnheit die Urintherapie. Er blieb völlig geheilt und sah nach zehn Jahren wesentlich jünger aus als es dem Kalenderalter entsprechen würde."

Dazu eine Zwischenbemerkung zur Psoriasis. Dr. med. Schaller aus Genf wurde durch einen geheilten Psoriasis-Fall auf die A-L

Therapie aufmerksam. In seinem Buch: "Amaroli, l'eau de vie" schildert er seine erste Erfahrung mit der Eigenurin-Therapie:

Er behandelte vor etlichen Jahren einen Patienten, der schon seit langer Zeit an einer Psoriasis litt. Die versuchten Therapien brachten keinen Erfolg. Etliche Monate später traf er seinen Klienten auf der Strasse, der ihm mitteilte, dass seine Psoriasis geheilt sei. Dr. Schaller war erstaunt und erkundigte sich beim ehemals Kranken, was er denn dagegen unternommen habe. Dieser war zuerst etwas verunsichert, dann berichtete er, dass er das Buch von Armstrong gefunden habe und seine Ratschläge befolgte.

Nach einem anfänglichen Urinfasten und täglichem Einmassieren der Flüssigkeit in die Haut seien die von der Schuppenflechte befallenen Stellen zurückgegangen und dann gänzlich verschwunden. Jetzt nehme er noch täglich eine kleine Menge von dieser Flüssigkeit und die Psoriasis sei nicht mehr zurückgekehrt.

Dr. Schaller kaufte darauf selbst das Buch und machte trotz wissenschaftlich-psychologischer Bedenken einen Eigenversuch. Er war über den positiven Einfluss auf seinen allgemeinen Gesundheitszustand überrascht und begann dann, diese Therapie-Art einigen Patienten vorzuschlagen.

Dieses Vorgehen finde ich lobenswert und vernünftig; auf solche Art entwickeln sich Neu-Entdeckungen und so werden sich auf verschiedensten Gebieten Fortschritte einstellen. Es ist weise, erst dann zu urteilen und vor allen Dingen erst dann zu verurteilen, wenn man von der betreffenden Materie eigene Erfahrung gewonnen hat.

Neuer Fall aus dem Buch "The Water of life", der wiederum unglaubhaft erscheint, aber immerhin zum Nachdenken zwingt.

Armstrong berichtet: "Es handelt sich um einen Fall von Lähmung, von verfrühten Alterserscheinungen, von Gedächtnis-und Sprachverlust. Der Mann war damals 60 Jahre alt, nach ärztlicher Ansicht hatte er nur noch wenige Wochen zu leben. Er erlitt zweimal einen Schlaganfall, das erste Mal nach einer Influenza. Nach dem zweiten Hirnschlag verlor er das Gedächtnis und es schien, dass "Altersschwachsinn" aufgetreten sei, obschon er erst 60 Jahre alt war. Als Therapie erhielt er das Urinfasten mit den täglichen Einreibungen, das machte er während 59 Tagen, (!!!) dann wurde dieser Turnus für zwei Wochen unterbrochen. In dieser Zeit erhielt er nur eine einzige Mahlzeit pro Tag; darauf fastete er nochmals 35 Tage. Das Gedächtnis und das Sprechvermögen kehrten nach 20 Tagen der ersten Fastenperiode zurück, nach der zweiten Fastenzeit wurde eine völlige Heilung erzielt." (Ich begreife völlig, dass diese Bekanntgabe für einen Arzt mit seiner Erfahrung fast nicht annehmbar erscheint; auch ich selbst habe Mühe. Wenn das allerdings der Wahrheit entspricht, wünschte ich, dass man bei mir – sollte sich einmal bei mir dasselbe Ereignis abspielen – diese Therapie immerhin versuchen sollte.)

Zum eben erwähnten Fall mit dem Schlaganfall wird noch etwas Bemerkenswertes mitgeteilt. Der Mann hatte keine Haare mehr; nach seiner zweiten Fastenkur bekam er nicht nur wiederum sein Haarkleid zurück – der Kopf wurde täglich mit Eigenurin einmassiert – die neu gewachsenen Haare sprossen sogar wiederum in der Originalfarbe von früher.
Armstrong stellt fest, dass manche seiner Patienten durch Einmassieren mit altem Urin – und das täglich durchgeführt – wiederum zu einem Neu-Wachstum des Haupthaares gelangten.

Dabei erinnere ich mich an eine andere Pionierin der geriatrischen Patienten, an Frau Professor Aslan aus Bukarest. Insgesamt weilte ich viermal in ihrer Klinik, jedesmal zeigte sie mir Erstaunliches über ihre Erfolge mit den Procain-Injektionen (Aslavital und Gerovital). Bei einem solchen Aufenthalt stellte sie mir Patienten mit völlig dunklem Haupthaar vor und zeigte mir deren Photos, wo sie vor einigen Jahren noch einen völligen Kahlkopf hatten. Anscheinend wird durch eine fachgemässe, wirkliche Revitalisation die Kopfhaut in ihrer Basis so gut ernährt und durchblutet, dass die verloren gegangene Fähigkeit der Haarbildung wieder zurückkehrte.

In diesem Zusammenhang sagte mir Frau Aslan noch eine für sie und für uns Therapeuten wichtige Erfahrungstatsache: Sie sei immer überzeugt gewesen, dass das Haarwachstum wieder einsetzen werde, wenn keine negativ entsprechende Vererbung vorliege. Kraft dieser Überzeugung hat sie dann geduldig auf das erwartete Resultat gehofft und die Aslaninjektionen über ein ganzes Jahr durchgeführt, ohne dass nur ein spärliches Haar gewachsen sei, und erst nach Weiterführung der Therapie über anderthalb Jahre hindurch sei das Wachstum dann endlich aufgetreten.

Die Lehre für uns ist leicht ersichtlich: Der Patient und wir müssen Geduld haben. Wir können vielleicht von der Natur das Geheimnis kopieren, aber wir können die Tätigkeit nur unwesentlich beschleunigen.

Nun einige Beobachtungen von Armstrong bei Augenkatarakten: Altersstar: Die heutige operative Technik mit der Einpflanzung einer neuen künstlichen Linse ist zwar so grossartig, dass man grosses Vertrauen in diese Operation haben kann, doch ist es immerhin interessant, zu erfahren, was unsere Mutter Natur allein aus ihrer Heilkraft bewirken kann. Armstrong fand, dass in manchen entsprechenden Fällen von grauem Star ein zehntätiges Urinfasten genügte, um "den trüben Film aufzulösen, der vor dem Auge lag".

(Aus diesen Ausführungen könnte man schliessen, dass er selbst gar nicht wusste, dass die Linse getrübt war und sich nicht ein Schleier vor dem Auge befand.)

Eine andere Erfahrung machte er beim "grünen Star", dem Glaukom. Hier sei aber eine Urinfastendauer von einem Monat nötig; diese Aussage habe aber nur dann Gültigkeit, wenn vorher kein operativer Eingriff erfolgt sei.

Ganz anderer Fall: **eine Paradentose** (eiterige Zahnfleischveränderung)

"Ein Patient erhielt vom Zahnarzt, den er alle 6 Monate konsultierte, die Diagnose einer Paradentose. Der Patient hatte von der Urintherapie gehört, wendete sie ohne das Wissen des Zahnarztes an, indem er täglich etwa 2 dl Urin einnahm und denselben auch als Mundwaschmittel benützte. Hernach war der krankhafte Befund des Zahnfleisches völlig verschwunden. Das zeigt wieder einmal, dass diese Störung nicht nur eine ortsgebundene Störung ist, sondern im Zusammenhang mit dem ganzen Organismus steht." Dies wurde erreicht ohne eine Fastenkur, die anscheinend Armstrong sehr gerne durchführte. In diesem Zusammenhang erinnere ich mich an gute diesbezügliche Heilresultate mit der zeitweisen Befolgung einer KH-armen Kost (kohlehydratarme Kost nach Schaub).

Nierensteinkrankheit: "Ein Mr. G.D. war im Mai 1944 im Spital; Es zeigte sich im Röntgenbild ein grosser Stein im Nierenbecken, er litt an grossen Schmerzen und der Urin war sehr blutig. Er erhielt den Rat zur operativen Entfernung seiner rechten Niere. Der Patient aber folgte diesem Rat nicht und begab sich in die Obhut von Armstrong; er fastete jeweils einige Tage mit Urin und Wasser und wiederholte dieses etliche Male. In wenigen Wochen waren die Schmerzen verschwunden und der Urin war von klarer Farbe. Nach drei Monaten kehrte Mr. D. ins Spital zurück, wo man im Nierenbereich keine gesundheitliche Störung mehr vorfand."
(Aus diesem Beispiel kann man ersehen, dass bei Urinfasten verschiedene Arten durchgeführt werden können, dass z.B. nicht ein lang dauerndes Fasten auf einmal, sondern in kurzen Wiederholungen auch verwirklicht werden kann).

Nun einige Empfehlungen von Armstrong über leichtere Störungen wie z.B. die gewöhnliche **"Erkältung"**. Sein Vorgehen ist so: – wie könnte es auch anders lauten – zu Fasten mit Eigenurin unter Zugabe von kaltem Wasser. Er behauptet, dass diese Therapieart die Erkältung in 12 Stunden oder in noch weniger Zeit zum Verschwinden bringe. Hier genüge sogar ein Fasten mit Wasser allein, (also ohne Urin), nur benötige man in diesem Fall eine Zeitdauer von 24 bis 48 Stunden. Diese letztere Art sei aber weniger eindrucksvoll als die vorher erwähnte Kombination; dort sei der Patient in Kürze frei von den katarrhalischen Erscheinungen und er fühle sich zudem wohler als vor dem Krankheitsausbruch. Das sei übrigens eine wichtige Massregel zur Verhütung von schlimmeren Erkältungsfolgen wie etwa Grippe oder Lungenentzündung. Wenn sich eine solche Erkrankung ohne vorherige Therapie schon entwickelt habe, dann würde die nötige Fastendauer zur Heilung mindestens zehn Tage betragen.

Ein Grund zur entsprechenden Erkrankungsneigung sei das Essen von zu vielen Kohlehydraten wie Brot, Brötchen, Reispudding, Porridge und anderen Stärke-Mahlzeiten. (Obiges wurde noch vor der Antibiotika-Entwicklung vorgeschlagen; wer weiss oder wer prophezeit uns, dass wir nie in eine solch missliche Lage kommen werden, wo mancherorts Kriegsgeschrei ertönt, wo keine wirksamen Medikamente mehr vorhanden sind oder solche sogar durch boshafte Beschiessung zerstört werden? Vielleicht würde auch das Trinkwasser spärlich sein oder sogar ausfallen, aber dann hätten wir immerhin noch Zuflucht zu unser eigenen A-L-Produktion.)

Als Beweis für die Wirksamkeit seines Vorgehens erwähnt Armstrong in seinem Buch auch Erfolge durch Urinbehandlung bei erkrankten Tieren. Da könne dann der Gegner nicht mehr einwenden, dass alles nur ein Placebo-Effekt sei. Schon im Anfangsteil dieses Buches erwähnte ich den Fall mit dem erkrankten Knie des kostbaren Reitpferdes, das nach Harnumschlägen in 3 Wochen geheilt wurde; ebenso berichtete ich von der Euter-Erkrankung der preisgekrönten Milchkuh mit den A-L-Einreibungen durch den Besitzer.

In diese Reihe passt eine Erwähnung von Armstrongs Vorgehen bei erkrankten Hunden. Er liess sie mit Urin fasten, aber wie? Er band den Hund an einem Baum fest, bespritzte dann seinen Kopf mit einer zerstäubenden Spritze mit seiner eigenen A-L-Flüssigkeit. Diese Flüssigkeit rinnt dann am Kopf hernieder und der Hund schleckt sie auf. (Erfinderisch muss man sein!)

Er gibt ein Beispiel eines Airdale terriers.

"Ich behandelte ihn nach einem Unfall, bei dem ein Hinterrad eines Motorrades über seinen Leib fuhr. Der Hund hatte hernach eine Anschwellung im Bauchbereich. (Eine nähere Diagnose bestand nicht.) Ich liess ihn während 19 Tagen mit meinem eigenen Urin fasten. Dazu konnte er kaltes Wasser trinken, soviel er wollte. Das Fasten wurde schliesslich mit einem kleinen Stück von rohem Fleisch gebrochen. Wenn Tiere krank sind, fasten sie jeweils nach eigenem Instinkt solange, bis sich der Hunger von selbst meldet. Während der ganzen Fastendauer massierte ich seinen Leib überall mit altem, schmierigen Urin. Obwohl er dadurch viele von seinen Körperhaaren verlor, bekam er schlussendlich wieder ein vollständig gesundes Haarkleid."

Vielleicht noch eine Bemerkung, die diesen oder jenen Hühnerhalter interessieren dürfte.Es wurde kein Urin gebraucht, sondern nur ein Fasten mit Wasser allein durchgeführt. Armstrong besass zu jener Zeit einen Hühnerstall mit 60 Hennen. Während Wochen legten sie keine Eier, obschon die Fütterung normal gehalten wurde. Da beschloss er, bei der Hälfte seiner Hühner versuchsweise ein Wasserfasten durchzuführen. Das Resultat war erstaunlich: vom vierten Fastentag an fand er etliche Eier. Daraufhin führte er mit der zweiten Hälfte der Hühnerschar ebenfalls ein Fasten durch mit demselben Resultat – er erhielt wiederum viele Eier. Das Fasten dauerte jeweils eine Woche. Hernach gab er ihnen Körner und liess sie im Obstgarten im Freien fressen, was sie wollten. Das Schluss-Ergebnis war, dass er während 18 Wochen ohne Unterbruch pro Woche 250 Eier erhielt.

Ich erwähne noch eine Erfahrung mit einem Fohlen, welche vielleicht ein Bauersmann überdenken sollte, obschon die angewandte Therapie heutzutage nur noch "historisches" Interesse hat. Aber immerhin, es zeigte erstaunliche Heilwirkungen. Ein Fohlen war in ein dichtes Dorngestrüpp gesprungen und hatte hernach eine breite Schnittwunde über der Hinterhand. Armstrong erfand eine

Vorrichtung, indem er eine Art von flexiblem Holzgestell anfertigte und es mit einem Wolltuch weich hielt. Den Freiraum zwischen dem Holz und der Fleischwunde füllte er mit Kuh-Dung. Alles band er mit einer breiten Binde zusammen, dass das Fohlen frei laufen konnte. Zweimal pro Tag rief er das Fohlen zu sich und gab zum Dung-Brei etwa einen halben Liter Urin hinzu. Der ganze Ablauf dieser seltsamen Prozedur dauerte 2 Wochen. Hernach entfernte er die Binden und fand zu seinem Erstaunen eine perfekt geheilte Wunde, man sah nicht einmal mehr eine Narbe.

Das ist eine eindringliche Lektion, dass man von der Natur lernen kann und soll.

15. Kapitel

Mitteilungen von den Medizinern Herz und Abele

Jetzt verlasse ich die Aufzeichnungen von Armstrong und wende mich dem Buch der deutschen Ärzte K. HERZ und JOH. ABELE zu. Die Schrift, "Die Eigenharn-Behandlung" wird vom Karl F. Haug Verlag in Heidelberg herausgegeben; ich stütze mich auf die 7. Auflage vom Jahre 1986. Lesern im Heilberuf ist die Lektüre sehr zu empfehlen; es gibt klare Anweisungen über Technik und Indikation. Diese Autoren verwendeten anscheinend die Urineinnahme durch den Mund nicht oder auf jeden Fall sehr selten, gewöhnlich benutzten sie Injektionen mit A-L, es wird auch die Applikation von A-L-Klistieren beschrieben. Auch hier wird der Hauptgrund der therapeutischen Wirkung in der Stimulierung des Immunsystems gesehen.

Nochmals zur entsprechenden Technik: Man verwendet den frisch gelassenen Urin, sterilisiert ihn durch Aufkochen oder durch Zugabe eines Tropfens einer sterilisierenden Lösung (ich verwende 1 Tropfen Serum-Aktivator nach Theurer, von der Firma Vitorgan in Stuttgart). Bei der ersten Behandlung gibt man 0,5 ccm intramuskulär, jedesmal steigert man um 0,5 ccm i.m., insgesamt etwa 3-6 mal; aber es werden auch Fälle geschildert, wo nur eine einzige Injektion nötig gewesen sei zur Erreichung eines guten und genügenden Erfolges.

FISCHER und KREBS gaben anstelle von Injektionen A-L-Klistiere. Man verabreichte hier morgens nach dem Stuhlgang und abends das Urin-Klysma mit einer 20 ccm Rekordspritze mit Knopfkanüle und benützte ebenfalls den frisch gelassenen Morgen-Urin. Zu Beginn gab man 2 mal täglich 15-20 ccm. Dabei beobachteten sie in den meisten Fällen z.B. das Aufhören des Schwangerschafts-Erbrechens und die Besserung des Allgemeinbefindens schon nach 3-4 Tagen.

Heuschnupfen und **chronische Ekzeme** kann man nach diesen Angaben auch oral behandeln, wenn man A-L täglich um einen Tropfen ansteigend in den Morgenkaffee gibt. Man beginnt mit 1 Tropfen, steigert bis zu 1 Teelöffel und reduziert wiederum tropfenweise. (Der Leser beachte bitte die grosse unterschiedliche Dosierung, welche ich nach meinen Erfahrungen befürworte; vergleiche die früher angegebenen Mengen von Mantak Chia, Bartnett, Armstrong.)

Hauptindikationen im Herz- und Abele-Buch:
1.) Behandlung der **Gestosen** (Schwangerschaftsstörung von leichtem Eiweiss-Befund im Urin bis hin zur Schwangerschaftsvergiftung (lebensgefährliche Erkrankung) und des Schwangerschaftserbrechens.

Dr.Herz berichtet: "Bei dem ersten Fall, den ich in Beobachtung bekam, handelte es sich um eine Schwangerschafts-Vergiftung mit seltener Ursache. Es war eine Erstgebärende im 5. Monat, die die ganze Zeit der Schwangerschaft über beschwerdefrei gewesen war, bis sie einen Knöchelbruch erlitt. Von da ab traten Übelkeiten auf, Schwindel- gefühl, Brechreiz und Druck in der Magengegend, der ihr sogar die Nachtruhe störte. Schliesslich konnte sie gar keine Nahrung mehr bei sich behalten, auch wenn man sie ihr im Liegen zuführte. Im Urin fand man Eiweiss. Ich machte ihr eine Eigenharn-Einspritzung mit 1/2 ccm Morgenurin und erlebte das überraschende Resultat, dass kurz nach der Injektion sämtliche Beschwerden schlagartig schwanden; am folgenden Tag schon war der Urin eiweissfrei und die übrigen Beschwerden kehrten nicht wieder. Ich habe sie bis zur Geburt beobachtet, die störungslos verlief."

Seit dieser ermutigenden Beobachtung wandte HERZ die A-L-Therapie bei Schwangerschaftvergiftungen regelmässig an. Sie bildete schliesslich für ihn das Mittel der Wahl. Niemals hatte er einen Versager und er konnte in Zukunft von jeder medikamentö-

118

sen Behandlung vollkommenen Abstand nehmen; auch eine diätetische Beeinflussung der Patienten erübrigte sich.

Von den zahlreichen Fällen, die er in Beobachtung bekam,teile ich zwei mit, weil sie mir besonders wichtig erscheinen. An meiner ersten Assistentenstelle in einem Landspital erlebte ich nämlich einige Male solch unangenehme Schwangerschaftsvergiftungen und ich war jedesmal sehr traurig, wenn die werdende Mutter über zunehmende Beschwerden klagte: die Beinödeme wurden grösser, Kopfschmerzen und Schwindel stellten sich ein, der Blutdruck stieg und stieg und schliesslich war die Frau bewusstlos und musste sterben. Ich fragte meinen damaligen Chef, ob es denn gar keine Möglichkeit gebe, solche Frauen zu retten? Er verneinte, und tatsächlich, einige dieser unglücklichen Frauen mussten aus dieser Welt scheiden.

Hätte ich doch schon vorher dieses Buch von Abele und Herz gelesen, das in erster Auflage (von Herz allein) schon 1950 erschien. Dann hätte ich diese A-L-Injektionen durchgeführt und diese traurigen Begebenheiten wären nicht aufgetreten. Anscheinend durfte es eben nicht sein.
Nun also möchte ich dem Leser diese zwei Erfahrungen von Dr. Herz berichten (entnommen auf Seite 45 des Buches: Die Eigenharn-Behandlung von Dr. Herz und Abele).
"Eine Zweitgebärende konsultierte mich wegen ausserordentlich starkem Juckreiz an beiden Beinen. Es bestand eine erhebliche ödematöse Schwellung beider Beine und des Gesichtes, Eiweiss im Urin. Die hydropischen Erscheinungen (Wasseransammlungen) schwanden prompt nach der ersten Injektion von A-L, mit ihnen auch der Juckreiz. Nach einigen Tagen kamen die Schwellungen wieder und erforderten neue Einspritzungen, die stets einen allmählich länger anhaltenden Rückgang der Wasserstauung im Gefolge hatten. Nach 6 Injektionen blieben die Ödeme gänzlich aus, die Eiweiss-Ausscheidung im Urin schwand, und die Geburt nahm einen ganz normalen Verlauf."

Fall 2 (ebenfalls von Dr. HERZ, auf Seite 45 des erwähnten Buches). "Eine Erstgebärende im zweiten Monat wurde durch überstarkes Erbrechen sehr geschwächt. Sie schleppte sich zu mir und zeigte eine elende Herztätigkeit. Auch diese Kranke konnte nach der ersten Eigenharneinspritzung an dem gleichen Tage wieder Nahrung bei sich behalten. Da sie aber noch nicht vollkommen beschwerdefrei war, erhielt sie von mir nach 3 Tagen die zweite Injektion in gesteigerter Dosis. Der Effekt war unerwünscht: Die Beschwerden stellten sich genau so ein wie vor der Behandlung, nur in weitaus gesteigertem Mass-Stab, so dass die Patientin bettlägerig wurde. Nach weiteren 2 Tagen gingen sie vollkommen zurück, und seitdem blieb die Kranke gesund."

HERZ hat aufgrund dieser Beobachtung, die sich auch bei anderweitigen Erkrankungen wiederholte, die Wiedereinspritzung in Zukunft nicht schematisch nach 3, resp. 5 Tagen vorgenommen, sondern sie abhängig gemacht von den jeweils früher oder später folgenden Rückfallerscheinungen.

Diese Beobachtung ist für diejenigen A-L-Therapeuten, die für gewöhnlich mit der oralen Einnahme arbeiten, interessant. Das entspricht den Zeichen der Erstverschlimmerung, welche aber gewöhnlich mit der A-L-Methode in wesentlich gemässigter Form auftreten. Dieses Vorgehen spricht für das Innehalten einer einschleichenden Dosierung.

Aufgrund der Veröffentlichung von HERZ beschäftigte sich schon 1936 FISCHER aus der staatlichen Frauenklinik in Dresden mit dieser Methode. Er berichtet, dass man dort nach kritischer Sichtung des Materials und nach Vergleich mit anderen Behandlungsarten (Serum gesunder Schwangerer, Eigenblut, Eigenserum) ausschliesslich zur Eigenharninjektion bei mittelschweren und schweren Fällen von Schwangerschaftsvergiftung übergegangen war. Auch die Frankfurter Universitäts-Frauenklinik befreundete sich damals mit den HERZ'schen Gedankengängen und stellte Beobachtungen bei Praeklampsien (Vorstufen von Krampfanfällen) an.

Für uns sind ausserdem die Angaben wichtig, dass die Einspritzung von Urin anderer gesunder Frauen keine therapeutische Wirkung zeigte.

Die Übereinstimmung solch grundlegender Beobachtung ist erfreulich. Auch mit der Eigenbluttherapie kann man in manchen Fällen Besserung erreichen, doch scheint mir die Erfolgswirkung mit dem A-L-Verfahren positiver und vor allen Dingen leichter in der Durchführung. Vielleicht wird in der Niere ein besonderes therapeutisch wirksames Agens abgesondert, das im Blut nicht vorhanden ist. In der überlieferten Heilkunde wurde schon vor tausenden von Jahren immer wieder auf die wichtige Funktion der Nieren (und der Milz) hingewiesen.

Abschliessend für diese Indikationsgruppe möchte ich noch 2 Fälle von Dr. Abele erwähnen:
"Eine etwa 40jährige Patientin suchte mich am Ende ihrer Schwangerschaft auf mit allen Zeichen einer beginnenden Übertragung und berichtete, dass sie bei allen vorangegangenen Geburten entsetzlich zu leiden gehabt habe. Immer waren Blutdruckanstieg und Ödeme in der letzten Schwangerschaftswoche aufgetreten, immer musste wegen Übertragung bei primärer Wehenschwäche eine künstliche Einleitung durchgeführt werden. Immer sei der Eingriff wegen kindlicher Indikation erfolgt. Die Erholung im Wochenbett habe sich jeweils sehr zögernd eingestellt. Auch diesmal mass ich einen erhöhten Blutdruck, es waren Schwellungen der Finger und im Gesicht vorhanden, im Urin trat Eiweiss auf. Die Patientin erhielt vormittags gegen 10 Uhr eine Eigenharninjektion. Abends um 21 Uhr bekam ich einen Anruf aus der Klinik. Die Patientin hatte spontan entbunden, nachdem zum ersten Mal Wehen richtig eingetreten sind. Alle Zeichen der Schwangerschaftsvergiftung waren verschwunden. Die Erholung nach der Geburt dauerte diesmal nur wenige Tage."
Folgerung: Die Eigenurinbehandlung greift also vornehmlich in den Bereich des Wasserhaushaltes ein (Druckausgleich, Verbesserung der Bluteindickung, Behebung der Mikrozirkulation).

Noch ein Fall von Dr. Abele, der zum Nachdenken anregt:
"Eine junge Frau von ca 35 Jahren berichtete in der Sprechstunde, dass sie vor 5 Jahren eine Schwangerschaftsvergiftung gehabt habe und seither nicht mehr schwanger war.

Aber sie bekomme in zunehmendem Masse jeweils mit Beginn der zweiten Hälfte des Zwischenraumes zwischen der Monatsregel Ödeme. Diese treten zuerst im Gesicht auf, dann aber auch an Armen und Beinen, hernach am ganzen Körper. Zudem erscheinen rasende Kopfschmerzen, der Urin gehe nicht mehr ab. Die Urinuntersuchung förderte einen sogenannt hochgestellten Urin zutage (hohes spezifisches Gewicht, Eiweiss), der Blutdruck stieg an (diastolischer Wert 110 mm Quecksilber). Die Symptome belasteten die Patientin inzwischen so stark, dass sie innerhalb des letzten Jahres jeweils eine Woche vor Eintreten der Monatsregel nicht zur Arbeit gehen konnte. Kein Arzt und keine Klinik hatte die Ursache der Ödeme,– welche die Patientin geradezu entstellten – erkannt. Eine einzige Injektion von 0,5 ccm Harn liess die gesamte Symptomatik innerhalb von 2 Tagen in sich zusammenbrechen. Die Patientin fühlte sich so wohl, "wie vor ihrer letzten Schwangerschaft". Pünktlich mit Beginn der zweiten Hälfte des Zwischenraumens zur nächsten Periode, traten die krankhaften Erscheinungen wiederum auf. Die Patientin erhielt sofort 1,0 ccm Eigenurin. Diesmal zeigte die Behandlung einen guten Effekt während 2 Zyklen. In immer grösseren Abständen mussten später (jeweils zu Beginn der zweiten Zyklushälfte) die A-U-Nosode (Eigenharninjektion) gespritzt werden. Schliesslich war das erscheinungsfreie Intervall auf über 1 Jahr angewachsen." (Das könnte die Heilungskosten erheblich senken.)

Dr. Abele schreibt dazu: "Dieser Fall motiviert mich, alle Patientinnen mit unklaren Wasserausscheidungs-Störungen zu fragen, ob diese seit einer Schwangerschaft bestünden. Ich kann dafür garantieren, dass 1 oder 2 Eigenharninjektionen in allen so gelagerten Fällen genügen, um dann diese Störungen auf Dauer zu beseitigen."

2. Indikationsgruppe aus dem HERZ/ABELE-Buch: **Klimakterische Beschwerden.**
Die erhaltenen Erfahrungen mit der Harninjektion seien wechselnd, teils sehr gut, teils ungenügend. Ich muss eigentlich dasselbe von der oralen A-L-Therapie berichten. Zusätzlich verwende ich oftmals die Akupunktur, die Neuraltherapie oder ich benütze einen Aderlass. Es ist dann natürlich schwierig, von solchen Einzelfällen her die Aussage zu machen, dieses oder jenes allein habe zur Heilung verholfen. Ich neige immer zu einer gewissen sinnvollen Kombinationstherapie, schlussendlich sind ja bei einem fertigen Krankheitsbild auch verschiedene Teilursachen vorhanden.

3. Indikationsgruppe: **Periodenschmerzen** und mangelhafte Regel.
Es werden positive Erfahrungen angegeben, jedoch nicht bei psychisch bedingten Periodenschmerzen. Diesbezüglich erinnere ich mich an eine Patientin, die ich wegen eines kleinen Myoms behandelte. Nach der oralen A-L-Therapie verkleinerte sich das Myom (im Ultraschall nachgewiesen). Sie sagte, die Monatsregel sei hernach schmerzlos abgelaufen. (Vorher teilte sie mir diesbezüglich nichts mit.)

4. Indikation nach dem Buch von HERZ/ABELE: **Asthma.**
Abele stellte über die Wirksamkeit folgende Regeln auf:
a) Die A-U-Nosode wirke gut, aber nicht bei Formen mit offensichtlich psychischer Auslösung, nicht bei schweren Organzerstörungen, nicht bei Herzasthma.
b) Eine Vorbehandlung mit Medikamenten allopathischer Wirkungsweise schwächt die Eigenharnwirkung ab oder unterbindet sie.
c) Korticoidbehandlung mache sie unwirksam. Mit der oralen A-L-Therapie habe ich nicht auf obige Vorbehandlung geschaut und trotzdem sehr ermutigende Erlebnisse erzielen dürfen.

Im vorliegenden Buch habe ich schon früher auf die Therapie-Erfolge des indischen Arztes Dr. Mithal bei Asthmakranken mit der oralen A-L-Methode hingewiesen. Es ist nützlich,wenn der Behandler die verschiedenen Anwendungsarten kennt, sowohl die orale A-L-Methode, als auch die Harninjektionen. Er kann dann im Einzelfall die jeweils bessere Art zur Anwendung bringen.

Aus seiner Praxis führte HERZ einige besonders lehrreiche Krankheitsfälle von Asthma an, wo wir im Notfall mit der oralen A-L-Therapie nie so schnell eingreifen können.

Fall a): "Ein Mann, Mitte der dreissiger Jahre, war Insasse eines Internierungslagers und litt seit 15 Jahren an sehr schweren Asthma-Anfällen, die mittels Testung auf Hausstaub zurückzuführen waren. Bei der Krankenvorstellung bat er mich, in einem anderen Raum untergebracht zu werden, da sich in den letzten Tagen seine Anfälle gehäuft hatten.
Bronchovydrin (das Mittel ist jetzt nicht mehr im Handel), das er früher stets mit Erfolg eingeatmet hatte, half nicht mehr. Ich nahm seinen Zerstäuber an mich und forderte ihn auf, mich rufen zu lassen, wenn er einen Anfall bekomme. Das geschah in der folgenden Nacht, wo ich ihn schwer cyanotisch (mit blau-rotem Gesicht) im Bett sitzend vorfand, mühsam nach Atem ringend. Ich verabreichte ihm eine Injektion mit 1/2 ccm Frischharn. Bei dieser einzigen Injektion ist es geblieben. Der Asthmatiker war in seinem Unterkunftsraum von da ab vollkommen ungestört. Er konnte sich später in der Küche beschäftigen, was ihm früher nie möglich gewesen wäre. Nach 3/4 Jahren – inzwischen war seine Entlassung erfolgt – suchte er mich auf und erklärte mir glückstrahlend, dass er nie mehr eine ärztliche Hilfe habe in Anspruch nehmen müssen; den Zerstäuber habe er nie mehr gebraucht."

Fall b) war ein 26jähriges Mädchen,das seit früher Kindheit an asthmatischen Beschwerden litt. "Ihr Zustand hatte sich mit den Jahren sehr verschlimmert. Sie benötigte mehrmals Aufenthalte in Kliniken. Schliesslich nahmen die Anfälle so sehr an Intensität zu, dass der Arzt ihr die Asthmolysinspritze selbst anvertraut hatte, die sie angeblich nur im Notfall anwandte. Ich machte ihr 2 Harn-injektionen, die erste mit 0,5 ccm, und, da sie bald wieder heimfah-ren wollte, entschloss ich mich, die folgende Einspritzung schon nach 3 Tagen zu machen, obschon die offensichtliche Besserung nach der ersten Injektion noch anhielt.

Die negative Reizwirkung, die darauf eintrat, veranlasste die Pa-tientin, entgegen meiner ausdrücklichen Anweisung, die folgende Nacht wieder zur Asthmolysinspritze zu greifen. Ich entliess sie darauf und erklärte mich aber bereit, eine Behandlung wiederum durchzuführen, wenn sie sich entschlossen hätte, von medika-mentöser Behandlung abzusehen.

Nach etwa 14 Tagen wurde sie mir morgens in der Frühe wieder zugeführt. In der Nacht hatte sie einen besonders schweren Anfall bekommen. Auf Veranlassung des Hausarztes brachten sie die El-tern zu mir. Sie kam in einem ganz desolaten Zustand an. Ich ver-abreichte ihr eine Eigenharninjektion von 1,5 ccm. Nach den An-gaben, die ich später erhielt, setzte nach einigen Stunden ein schockartiger Zustand ein, welcher einige Tage anhielt. Die Um-gebung hatte grosse Mühe, die Patientin vom Asthmolysin abzu-halten. Dann aber erfolgte mit einem Mal eine Hebung des Allge-meinbefindens mit Steigerung des Appetits zum Heisshunger. Als die Patientin mich nach etwa 2-3 Wochen aufsuchte, war sie kör-perlich wie psychisch wie umgewandelt. Ungefähr 1 Jahr lang be-kam ich noch stets denselben erfreulichen Bericht, bevor sie mir aus den Augen entschwand."

Dazu meine Bemerkung mit der Erfahrung der oralen Anwendung von A-L: "Die orale Anwendung wirkt weniger plötzlich und weni-ger intensiv (Die Antigen-Antikörper-Reaktion verläuft weniger stürmisch) als die Eigenharninjektion, insbesonders bei vorher sen-sibilisierten Patienten. Das ergibt einen deutlichen Hinweis auf die Ähnlichkeit und eine verwandte Wirkung mit einer Serumkur oder einer Impfbehandlung. Die Erfahrung für den Therapeuten ist wich-tig, dass man bei Injektionen mit der zweiten Harneinspritzung zu-warten muss, bis die Heilwirkung der ersten abgeklungen ist."

In diesem Zusammenhang schlage ich vor, ein anschauliches Beispiel zu überdenken: man kann einen Berggipfel (gemeint wäre eine anzustrebende Heilung) auf verschiedenen Wegen ersteigen. Einmal direkt im "Direttissimo über die Eigernordwand", auf einem andern Pfad in sanft ansteigender Weise rund um den Berg herum.

Die Fastenkur mit A-L und kaltem Wasser, die früher erwähnt wurde, liegt in der Stärke vermutlich zwischen diesen beiden Wegen. Welche Methode im jeweiligen Einzelfall anzuwenden ist, sollte dem erfahrenen Arzt überlassen werden. Es wäre natürlich vorteilhaft, wenn er selbst mit der A-L-Therapie so vertraut wäre, wie ein guter Klavierspieler mit seinem Instrument.

Ich denke und erinnere mich an eine Asthma-Patientin von mir, die sich unter oraler Einnahme von A-L langsam, aber zunehmend besser fühlte. Sie konnte die früher eingenommenen Medikamente reduzieren, und benötigte schlussendlich auch kein Cortison mehr.

Noch ein dritter Fall aus dem schon erwähnten HERZ/ABELE-Buch ist eindrücklich. "Hier handelte es sich um einen 24jährigen Mann, der von früher Kindheit an wegen seiner asthmatischen Anfälle in beständiger Behandlung war. Als er in eine andere Stadt übersiedelte, fühlte er sich im allgemeinen bedeutend wohler, er bekam aber sogleich schwere Asthma-Anfälle, sobald er sein Elternhaus aufsuchte. An einem Mittag wurde ich zu ihm gerufen; er war tags zuvor angekommen und hatte die ganze Nacht wegen einem besonders schweren Asthma-Anfall schlaflos verbracht. Ephedrin und Belladonna hatten ihm keine Erleichterung verschafft. Ich fand den Kranken im Bett halb sitzend und derart nach Luft ringend, dass er mir auf meine Fragen keine Antwort geben konnte. Er war jedoch in der Lage, Urin lösen zu können. Die Wirkung war so frappant, wie ich sie vorher und später nie mehr beobachten konnte. Ungefähr 5 Minuten nach der Einspritzung fiel er in einen ruhigen, festen Schlaf, sodass er nicht mehr merkte, wie ich mich aus dem Schlafzimmer entfernte. Der Schlaf dauerte ununterbrochen bis zum andern Morgen, wo er vollkommen frisch die Rückreise antreten konnte. Sein Befinden blieb dann dauernd so gut, dass er aktiver Offizier in der holländischen Armee werden konnte."

Diese Indikationsgruppe möchte ich mit einem mitgeteilten Fall von HERZ abschliessen, der für den oralen A-L-Therapeuten ebenfalls bemerkenswert ist und ihn zum Nachdenken anregen soll und wird.

"Eine etwa 50jährige Asthmatikerin, deren Anfälle im Sanatorium unter Kontrolle standen, bekam plötzlich einen allergischen Schock, als sie nach der Mittags-Mahlzeit ihr Zimmer betrat. In der Zwischenzeit waren nämlich die Holzfugen mit einem chemischen Medikament gegen Insekten behandelt worden. Die Patientin bekam eine üble und reizende Geruchsempfindung.
Es trat ein kalter Schweissausbruch auf und es wurde ihr schwindelig. Sie flüchtete mühsam aus dem Gebäude und musste sich im Garten auf einer Bank ausgestreckt hinlegen. Bei meinem Versuch, sie aufzurichten, bekam sie heftiges Erbrechen. Sie erhielt von mir eine Eigenharninjektion von 0,5 ccm Frischharn. Kurz hinterher konnte sie sich im Gebäude aufrecht halten. Nach einer halben Stunde erfolgte Stuhlgang. Der Kopfschmerz, der Schwindel sowie die Übelkeit waren nach 2 Stunden völlig verschwunden, und die Kranke konnte in gewohnter Weise ihre Abendmahlzeit einnehmen.
Erwähnenswert ist, dass dieselbe Patientin einige Wochen darauf nach einem Wespenstich in den Oberschenkel eine Anschwellung beider Hände und des Gesichtes bekam, ausserdem trat ein sehr starker Juckreiz auf. Auch hier brachte 0,5 ccm Eigenharn nach ganz kurzer Zeit eine Heilung."

Dazu meine Bemerkung: Es ist erfreulich, wie diese Angaben mit den Beobachtungen eines andern Autors übereinstimmen, der über orale A-L-Einnahme berichtete. Es handelt sich um den Kanadier Arthur Lincoln Pauls D.O., der in seinem Buch "Shivambu Kalpa" von einem Ausflug mit seiner Ehefrau schrieb. Dabei wurden beide beim Baden in grossem Ausmass von Mücken gestochen. Arthur Pauls führte zu Hause sofort seine A-L-Therapie mit lokalen Umschlägen durch und war hernach in kürzester Zeit völlig beschwerdefrei. Seine Ehefrau war aber damals noch sehr skeptisch gegen die Therapie ihres Partners eingestellt und verwendete ihre gewohnten Mittel. Als sie aber nach 2 Wochen noch immer unter den erhaltenen Insektenstichen zu leiden hatte, wurde sie etwas bekehrt.

Diese Information könnte von grossem positiven Wert für jene Leute sein, die jeweils auf Wespen- oder Bienenstiche mit starken allergischen Erscheinungen reagieren. Ich würde empfehlen, sofort das eigene "Medikament" zu produzieren. Davon soll er oder sie einen Schluck in den Mund nehmen und diese Flüssigkeit einige Minuten unter der Zunge einwirken lassen. (Das wirkt dann ähnlich wie eine Injektion). Hernach soll er oder sie mit der A-L-Flüssigkeit noch einen örtlichen Umschlag über die ursprüngliche Stichstelle anlegen. (Vielleicht ist man in solchen Notsituationen eher bereit, eine eventuelle Abneigung gegenüber dieser höchst einfachen und überall erhältlichen Therapie zu überwinden und vielleicht sogar von "einem Saulus zu einem Paulus" zu werden).

5. Indikationsgruppe nach HERZ/ABELE: **Heuschnupfen**
Er begann auch hier mit der 0,5 ccm Eigenharn-Injektion und steigerte die folgende Einspritzung um 0,5 ccm, abhängig von dem Wiedereintritt der Reizerscheinungen. Nach HERZ können schon Säuglinge an Heuschnupfen erkranken. Sie niesen dann häufig, husten etwas, haben wässerigen Schnupfen und reiben sich die Augen. Die Erscheinungen verschlimmern sich bei Anwesenheit blühender Sträucher. In solchen Fällen seien auch über den Weg der mit Muttermilch stillenden Mutter ganz erstaunliche Resultate erzielt worden.

Mit der oralen A-L-Methode habe ich des öftern diesbezüglich zufriedenstellende Erfolge erlebt. Es wurde die übliche Dosierung verwendet; bei Augenbrennen liess ich mit einem Tropfenzähler 3-4 Tropfen direkt in das geöffnete Auge eintropfen. Es gibt dann während einiger Minuten ein Brennschmerz, aber hernach waren die unangenehmen Sensationen abgeschwächt und nach Wiederholung oftmals verschwunden. Hier ist auch gelegentlich das Einziehen der A-L-Flüssigkeit durch die Nase zu empfehlen.

Hartnäckige und schwerere Fälle liess ich einige Tage mit der A-L-Therapie fasten, dazu war Wasser in beliebiger Menge erlaubt. Auch hier ist der eingetretene Erfolg am besten mit der Impfwirkung von Antigen zu Antikörper erklärbar.

6. Indikationsgruppe: **Urticaria** (Juckreiz) und Gesichtsödem.

Bei diesen Krankheitsbildern seien die Behandlungsergebnisse äusserst befriedigend, berichten die beiden Ärzte HERZ und ABELE. Der letztere schreibt sogar, dass kein Fall von Urticaria auf die A-U-Nosode nicht anspreche. (Das allerdings kann ich mit der oralen A-L Methode nicht aussagen.) Vielleicht ist eine Kombination das richtige Verfahren, dass man zuerst die Harninjektion von 0,5 ccm verabreicht, und sodann mit der oralen Behandlung weiterfährt. So besteht eine begründete Möglichkeit, die Allergie-Bereitschaft langsam zum Verschwinden zu bringen. Ich erinnere mich jetzt an eine 85jährige Patientin, die nebst andern Beschwerden während sehr langer Zeit an quälendem Juckreiz litt. Seit der oralen A-L-Aufnahme ist dieses Symptom allmählich verschwunden und nicht mehr aufgetreten.

Eine Mitteilung von ABELE hat mich sehr gefreut, weil es sich beim positiven Ausgang bei dieser entsprechenden Krankheit um ein Kleinkind handelte. Hier kann man den Erfolg nicht einfach der Suggestivkraft des Behandlers zuschreiben (ähnlich wie bei Tierbehandlungen, welche auf die A-L-Therapie gut angesprochen haben).

Vor nicht langer Zeit suchte mich eine Patientin von auswärts auf. Sie erzählte mir ihre langjährige Krankengeschichte; sie war auf sehr viele Dinge allergisch und trug einen Allergie-Pass auf sich. Viele Therapien wurden im In- und Ausland ohne besonderen Erfolg angewendet. Ich freute mich innerlich und dachte voller Optimismus, dass ich der geplagten Frau mit grosser Wahrscheinlichkeit helfen könne. Damit diese Patientin nicht zu lange in unserer Stadt bleiben müsse, erzählte ich ihr auch gleich bei der ersten Konsultation von meinem Vorhaben der A-L-Therapie, ohne vorher psychologisch abzutasten, ob sie diese "für manche schockierende Behandlungsart" auch verkraften könne. Ich nahm ohne weiteres an, dass sie froh sein werde über die Aussicht, ihre langwierige gesundheitliche Störung endlich überwinden zu können. Aber weit gefehlt. Als sie anderntags wiederum in der Sprechstunde erschien, überreichte sie mir einen Brief. Darin teilte sie mir mit, dass sie die vorgeschlagene Therapie unmöglich anwenden könne und deshalb die Behandlung abbrechen wolle. Der Urin scheide doch Giftstoffe aus und sie wolle sich nicht noch mehr vergiften. Nach kurzen Gegenargumenten meinerseits bestand ich nicht mehr auf meinem Vorschlag und liess die Frau weiterziehen. Sie wird nun ihre Runde von Arzt zu Arzt weiterführen und sich mit Medikamenten vollpfropfen lassen. Anscheinend ist das eben ihr Los.

Solche Vorkommnisse stimmen den Arzt, der für seine Patienten ein heilender Begleiter sein möchte, etwas traurig. Aber wir dürfen nicht – und wir sollen auch nicht – in das Schicksal des Kranken quasi gewaltsam eingreifen, auch wenn wir überzeugt sind, dass wir Hilfe bringen könnten. Wir Menschen sind ja alle auf dem "Wege". Diese Pfade führen manchmal durch fruchtbare Täler und dann wieder durch Engpässe. Von beidem müssen wir unsern Anteil ertragen, der anscheinend für den Lernprozess nötig ist. Paracelsus sagte zu seiner Zeit: "Das Einfache ist das Siegel der Wahrheit" (Simplex sigillum veri). Aber es ist manchmal so schwierig, das Einfache auch zu erkennen. Es gibt eben Krankheiten, die für die innere Entwicklung des betreffenden Menschen notwendig sind. (Sie wenden die innere Not und man sollte die dahinter liegende Botschaft verstehen).

Nun aber möchte ich den Leserinnen und Lesern einige hierher gehörende Fälle aus dem erwähnten Buch HERZ/ABELE mitteilen, die sie in einer besinnlichen Stunde etwas nachdenklich stimmen sollen.

"55-jährige Patientin, zeigte seit vielen Jahren oft sich wiederholende urticarielle Ödeme im Gesicht (juckende Wasseransammlungen), vorwiegend nach Berührung mit besonderen Waschmitteln, desgleichen nach Sonnen-Einstrahlung. Die Patientin konnte nur mit Hut und Schleier ausgehen. Eine Behandlung mit 0,5 ccm Eigenharn – entnommen im akuten Krankheitsstadium – brachte für drei Jahre Erscheinungsfreiheit" (im akuten Stadium sind die meisten Antikörper vorhanden).

"Zwei Kinder mit akuter Erdbeer-und Fisch-Allergie heilten binnen Stunden nach der Urininjektion. Die Eltern versicherten, dass die Heilung sonst immer erst nach Tagen und Wochen erfolgt sei."

"Zwei Kinder, welche bei Banalinfektionen immer eine Ganzkörper-Urticaria entwickelten, heilten innerhalb von 24 Stunden nach der ersten Injektion. Trotz späterer weiterer Infekte trat die Urticaria nicht mehr auf."

"Der 2 1/2jährige Andi M. litt seit einem halben Jahr an einer Urticaria pigmentosa. Die bisherige Therapie zeigte sich erfolglos. Der kleine Junge war aufgrund des schrecklichen Juckreizes ganz heruntergekommen. Er schlief nicht, ass und trank kaum und schrie Tag und Nacht. Die Eltern waren einem Nervenzusammenbruch nahe, zumal man ihnen erklärt hatte, dass diese Erkrankung chronisch sei, sich vielleicht in der Pubertät spontan verlieren könne, dass man aber in der Zwischenzeit ausser Cortison und anti-allergischen Mitteln (das wirkte nur ungenügend) nichts tun könne. Nach der ersten Urininjektion besserte sich der Befund innerhalb einer Woche und ohne weiteres Eingreifen verschwand die Erkrankung binnen weiterer 14 Tage. Ein in späteren Jahren Wiederaufflackern wurde mit einer Injektion gelöscht."

"Ein weiterer Fall von Urticaria pigmentosa betraf eine ältere Frau. Sie hatte diese Erkrankung schon viele Jahre, und ich erhoffte mir keine besondere Wirkung von der Eigenharnbehandlung. Schon die erste Einspritzung liess das Dauerjucken der Hautveränderungen abklingen. Leider wohnte die Patientin zu weit weg. Die Therapie konnte nicht weiter geführt werden. Aber bis zum heutigen Tag – und das sind mindestens 3 Jahre her – ist der Juckreiz nicht mehr vorhanden."

"Bei einer alten Frau, die noch immer im Weinberg arbeitete, kam es jeden Herbst durch die Bisse der Weinbergfliegen zu heftigen, wochenlang dauernden, juckenden Ekzemen, in deren Verlauf sich die Patientin nachts die Unterschenkel blutig kratzte. Ich riet ihr, sich aus gleichen Teilen Wasser und Harn eine feuchte Packung zu machen. Die Beschwerden verschwanden trotz weiterer Arbeit im Weinberg. Auch bei Sonnen-Allergie kann so verfahren werden."

Meine Bemerkung dazu: "Es besteht eine weitgehende Übereinstimmung mit den Erfahrungen der oralen A-L-Therapie. Bei Sonnen-Allergie erlebte ich allein mit der A-L-Methode oder zusammen mit der Eigenserum-Desensibilisierung nach Prof. Theurer (anderer Ausgangsstoff, da hier Blut entnommen wird; sonst viele Ähnlichkeit mit A-L), gute Heilresultate."

7. Indikation aus dem HERZ/ABELE-Buch: **Schleimbildende Dickdarmentzündung** (colitis membranacea).
Man kann diese Erkrankung auch als Darm-Asthma bezeichnen. Es ist deshalb zu erwarten, dass auch in diesen Fällen mit der Eigenharntherapie Erfolge zu erzielen sind. Hier kann man die früher vorgeschlagene Eigenharn-Klistier-Behandlung empfehlen. Aus den Literatur-Angaben und aus meiner eigenen Praxis-Erfahrung kann man mit dieser Kombination von oraler A-L-Einnahme und A-L-Klistieren oder auch solchen Darmeinläufen (halb Urin, halb Wasser) gute Erfolge erzielen.

8. Indikationsgruppe aus dem HERZ/ABELE-Buch: Hauterkrankungen

Im Folgenden stütze ich mich im Wesentlichen auf die Angaben von K. HERZ, der schon in seiner Buch-Veröffentlichung vom Jahre 1950 (ebenfalls im Haug-Verlag, jetzt Dr. Fischer-Verlag, Heidelberg) auf französische Mitteilungen von Jaussion und Paléologue hinwies. Nach diesen damaligen Angaben führten diese die Eigenharnbehandlung bei vorher vollkommen unbeeinflussbaren generellen Ekzemen mit Erfolg durch.

Nebst mehreren hundert Fällen von ausgebreiteten Ekzemen berichteten sie über ihre Erfolge bei zahlreichen Urticaria-Juckreiz-, und Sonnenbrandkranken. Sie machten besonders darauf aufmerksam, dass bei den Allergikern nur die möglichst exsudativen Formen (nässenden) auf die Behandlung mit Eigenharn reagierten. Bei rein trockenen Ekzemen, inklusive der Psoriasis, sahen sie aber keine Erfolge.

Hier besteht ein deutlicher Unterschied zu den Angaben von Armstrong und von Arthur Lincoln Pauls. Diese berichten über gute Erfolge mit der oralen A-L-Anwendung auch bei trockenen Ekzemen, inklusive der Psoriasis. Gleichzeitig mit der inneren Einnahme liessen diese Autoren den alten Urin lokal einreiben und machten damit lokale Auflagen. Man soll dazu einen 3-4 Tage alten Urin in gesonderten Flaschen aufbewahren und ihn vor dem Einreiben im Wasserbad erwärmen. (Wie sich die Leserschaft erinnern wird, stellte man bei einem Dermatologen-Kongress in Salzburg fest, dass der Harnstoff 5-6x schneller in die menschliche Haut eindringt als Wasser; vielleicht ist das die unterschiedliche Feststellung des Nutzens bei trockenen Ekzemen?)

Leider kann ich keine eigenen Psoriasis-Fälle anführen, da jene Patienten mit dieser Hauterkrankung die von mir empfohlene A-L-Behandlung ablehnten. (Merkwürdige Tücke des Schicksals: man hat jahrelang vergeblich alle möglichen Therapie-Arten versucht und ausgerechnet bei dieser "eventuell erfolgsträchtigen" Methode verweigert man den Heilungsversuch. Ist das vielleicht ein Hinweis auf das Vorliegen einer entsprechenden Karma-Belastung?

HERZ berichtet in diesem Zusammenhang weiter: "Je nach der Länge der Zeit, welche die Hautkrankheiten bestehen, bedürfen sie einer entsprechend längerer Behandlung, die sie serienweise in je 10 Sitzungen vornehmen. Sie beginnen mit 0,5 ccm und steigern alle 2-3 Tage in folgender Weise: 0,5-, 1-, 1,5-, 2-, bis 3,5 ccm. Mehr als 5 ccm benutzen sie nie in einer Injektion. Nach jeder Serie legen sie eine ein- oder mehrwöchige Pause ein, um die folgende Serie wiederum mit 0,5 ccm zu beginnen. Bei allgemeinen Ekzemen kam es öfters vor, dass sie 5 Serien ausführen mussten, bevor sie eine endgültige Heilung erzielten."

In diesen Fällen scheint also wirklich die orale Methode zusammen mit der lokalen A-L-Applikation effektiver und in der Durchführung einfacher zu sein. Ich habe damit nicht eine grössere Anzahl von Kranken behandelt und auch nicht immer mit Erfolg. Aber nach meiner Praxis-Erfahrung existiert keine einzige Heilmethode, die immer nur günstige Heilresultate erbringt. Ich möchte nicht in die Euphorie (Überschwenglichkeit) meiner damaligen Ratgeber zur A-L-Therapie verfallen, die in Thailand sowohl als auch bei der Tagung in Athen nur über positive Erfahrungen berichteten. Es gibt – wie schon erwähnt – "notwendige" Krankheiten. Diese Leiden müssen manchmal ertragen werden, bis die notwendige Botschaft erkannt wurde und dann vielleicht eine Umstellung im ganzen Lebensstil eingeleitet werden konnte.

"Eine besonders gute Indikation ist die Behandlung von Milchschorf bei Säuglingen, welche noch gestillt werden.
Immer wieder wundert man sich über das rasche Verschwinden der pathologischen Hauterscheinungen, wenn man die stillende Mutter mit ihrem Eigenharn behandelt oder wenn man ihr Urin-Einläufe verabfolgt."

Ich möchte noch einen entsprechenden Fall von HERZ anführen, der wegen seiner Eigentümlichkeit erstaunlich ist:

"Ich wurde zu einem Säugling gerufen, bei dem sich innerhalb einiger Tage ein exsudatives Ekzem von etwa Handtellergrösse am Schädel herausgebildet hatte. Die Mutter war mir seit Jahren als Asthmatikerin bekannt. Der 7jährige Sohn kam während meines Besuches zufällig nach Hause, weil er wegen einem schweren Asthma-Anfall aus der Schule geschickt worden war. Er hatte als kleines Kind ebenfalls lange Zeit an exsudativer Diathese (nässender Hautausschlag) gelitten. So fand ich Gelegenheit, sowohl bei der Mutter wie bei dem Jungen den Eigenharn einzuspritzen (je 0,5 ccm).

Am nächsten Tag wurde mir über den Erfolg berichtet: Die asthmatische Mutter hatte sehr ruhig geschlafen; bei dem älteren Kinde habe man die Nacht über immer gehorcht, ob es noch atme, da man das lautlose Schlafen an ihm gar nicht kannte. Der Säugling dagegen, der bisher die verkörperte Ruhe gewesen war, habe eine ganz unruhige Nacht verbracht.

Bei meinem Besuch am übernächsten Tage nach der Einspritzung der Mutter war beim Säugling das Ekzem vollkommen verschwunden. Der ältere Junge war in der Schule und die Mutter erklärte mir, dass sie sich seit Jahren nicht so frisch gefühlt habe. Bei dem folgenden Besuch machte sie mich darauf aufmerksam, dass die Milchabsonderung nach der Einspritzung ausserordentlich gesteigert sei."

Abele schreibt dazu: "Bei künstlich ernährten Kindern gelingt es nicht, das offensichtlich gleiche Ekzem so rasch zu heilen. Gerade diese Tatsache der Beeinflussung des Säuglings über die Behandlung der Mutter muss die Annahme bekräftigen, dass die Eigenharnmethode ihre Wirksamkeit – zumindest bei Allergosen – über den Immunweg entfaltet."

9. Indikationsgruppe aus dem HERZ-Buch: **Spastische Zustände**
Der Kinderarzt Dr. Kurt HERZ hielt schon im Jahre 1930 einen Vortrag vor dem Verein der Ärzte des Kreises Schwelm in

Deutschland über seine Erfahrungen mit der Eigenharnbehandlung. Im Mai 1931 erfolgte die Erstveröffentlichung in der Münchner medizinischen Wochenschrift. Er war über das grosse Interesse in Ärztekreisen erstaunt und schrieb im Vorwort seines Buches: "Ärzte aller Gattungen und Wissenschafter auf medizinischem und chemischem Gebiet befassten sich mit der Materie, in- und ausländische Kliniken befreundeten sich mit meinen Gedankengängen und liessen die Hoffnung erwecken, dass Nachprüfungen der Methode in grösserem Mass-Stab erfolgen würden; die pharmazeutischen Magazine nahmen die Abhandlung in ihren Berichten auf und trugen mit dazu bei, weiteste Kreise zu interessieren."

Er wurde zu einem Vortrag eingeladen, vor dem deutschen Heufieberbund über seine Erfahrungen in Helgoland zu sprechen. "Das Referat unterblieb, weil die Wissenschaft mit einem Male ihre Freiheit verloren hatte; das Interesse für die Behandlungsmethode flaute immer mehr und mehr ab; und schliesslich erhielt ich von Prof. Vogel, der mich um einen ausführlichen Beitrag für die Zeitschrift "Hippokrates" gebeten hatte, die liebenswürdige Mitteilung, er brauche mich nicht weiter zu bemühen. Es ist nur halbdurchsichtig, wieso die Wissbegierde plötzlich nachliess."

Diesem Dr. Herz war es aufgefallen, dass bei der Behandlung der allergischen Erkrankungen besonders die krampfhaften Erscheinungen günstig beeinflusst wurden.

Er mutmasste, dass die Einspritzung hier regulierend auf die hormonale Minderfunktion einwirke. Es gibt eine Erkrankung mit gesteigert auftretenden Muskelkrämpfen, die "Tetanie". Diese Störung beruht auf einer Unterfunktion der Nebenschilddrüse, was bei dieser gesundheitlichen Störung ein Absinken des Calcium-Spiegels im Blut bewirkt. Nach theoretischen Überlegungen müsste eigentlich die A-L-Verabreichung einen positiven Effekt haben, jedoch fand ich in der Literatur keine entsprechenden Hinweise und ich selbst habe auch keine praktischen Erfahrungen in dieser Beziehung.

Ich finde den Ausdruck "Regulation" für die gesamte A-L-Therapie sehr gut verwendbar. Manche der additiven oder komplementären Methoden haben eine regulierende Wirkung auf den Gesamtorganismus.

Wenn man z.B. bei einer leichteren Unterfunktion der Schilddrüse eine neuraltherapeutische Injektion direkt in die Drüse verabreicht, wird hernach ein günstiger Einfluss zur Normalisierung des Krankheitsbildes gesehen. Dasselbe Einpendeln auf einen Normalwert stellt sich auch bei leichter Überfunktion der Schilddrüse ein durch Verabfolgung der gleichen Spritze.

Das ist "die weise Normalisierungstätigkeit des inneren Arztes".

Nun folgen einige Krankheitsberichte von HERZ (aus seiner Buch-Veröffentlichung im Jahre 1950):

Ein Fall von beginnendem **Stimmritzenkrampf** (Laryngospasmus):

Ein Säugling mit Krampferscheinungen im Kehlkopf-Luftröhrenbereich gab dem Arzt die Gelegenheit, die Methode durchzuführen: "Ich erzielte nach einer einzigen Eigenharninjektion von 0,25 ccm einen vollständigen Rückgang der Beschwerden."

Dieser praktische Hinweis könnte bei irgendeiner Notsituation eine lebensrettende Bedeutung erhalten, wenn z.B. in einsamer Gegend, weitab auf einer Alphütte, bei einem Kind ein solcher Krampf auftreten würde.

Die spastische Verstopfung der Kinder könne nach 3-4 Injektionen von Eigenharn ausgeheilt werden. "Eine grosse Anzahl derartiger Kinder bekommt schon nach einer einzigen Einspritzung von 0,25 ccm Eigenharn eine spontane Entleerung. Bei Auftreten von Rückfällen genügt meist eine zweite Injektion, um hartnäckige Leiden endgültig zum Schwinden zu bringen."

Meine Bemerkung zur Frage der Verstopfung: Die A-L-Methode genügt meistens zur Regulierung der Stuhlentleerung. Eine geringe Gabe von Bittersalz (1 gestrichener Kaffeelöffel auf 1/4 Liter lauwarmes Wasser am Morgen in der Frühe im Sinne der "Darmrei-

nigung nach Dr. Franz Xaver Mayr") ist gewöhnlich nicht mehr
für längere Zeit nötig; das Aufhören der Bittersalzeinnahme nach
einer Milch-Semmelkur ist wesentlich problemloser.

Nabelkoliken und **morgendliches Erbrechen**, welche Störungen
in der Kinderpraxis manchmal nur schwer zu beeinflussen seien,
reagieren nach HERZ ebenfalls prompt auf kleinste Dosen von
Frischharn.

Der Pylorospasmus (krampfartige Verengung des Magenschliess-
muskels) der Säuglinge war einer der ersten Krankheitsfälle, bei
denen er die krampflösende Wirkung des Harns erproben konnte.
Diesbezüglich berichtet er: "Bei dem kleinen Patienten waren
Breiumschläge während der Fütterung und jegliche medika-
mentöse Beeinflussung (damaliges Vorgehen, heute wäre das Resultat mit modernen Medikamenten wohl besser) erfolglos geblieben. Schliesslich wurde die Operation in Aussicht genommen. Da
entschloss ich mich dazu, die stillende Mutter mit Eigenharn einzuspritzen und war frappiert über die schlagartige Wirkung: Das
Erbrechen hörte am gleichen Tage auf. Da nach einigen Tagen der
Krampf wiederum einsetzte – wenn auch in geringerem Grade –
war ich genötigt, der Mutter im ganzen 4 Injektionen zu verabreichen. Sie litt selbst seit ihrer Kindheit an exsudativem Ekzem,
das auf jede Einspritzung ebenfalls gut reagierte."
Wenn es sich um eine gesunde Mutter handle, genüge meistens eine einzige Injektion, um den Pförtnerkrampf beim Säugling endgültig zu beseitigen.

Meine Gedanken dazu: Anscheinend ist in der Muttermilch ein
spezifisch heilendes Agens für die Gesundheitsstörung des Säuglings enthalten. Vielleicht würde sich auch hier eine Untersuchung
lohnen, ob man diesen Stoff finden kann und denselben eventuell
zu einem spezifisch wirksamen Heilmittel anreichern könnte?

Eine weitere wichtige Indikation zur Eigenharnbehandlung stellen **Infektionskrankheiten** dar, von denen ich hauptsächlich die Behandlung des **Keuch**hustens erwähnen möchte. Wir erfahren im Buch von HERZ/ABELE, dass der erstere schon 1930 die Gelegenheit anlässlich einer Keuchhusten-Epidemie erhielt, die Eigenurin-Therapie anzuwenden. Er spricht von guten Erfolgen. (Merkwürdigerweise habe ich in meiner ganzen Universitäts-Ausbildung nie etwas davon vernommen.)

HERZ schreibt zu diesem Kapitel: "Die Erfolge, die ich bei der Behandlung der keuchhustenkranken Kinder erzielte, waren umso eindeutiger, als ich unter ihnen drei Säuglinge behandelte, bei denen eine suggestive Beeinflussung ausgeschlossen war. Ich vermied es prinzipiell, irgendwelche Expectorantia (auswurf-fördernde Mittel) daneben zu verabreichen und machte die Erfahrung, dass mit dem Rückgang der spastischen Zustände die katarrhalischen allmählich auch spontan verschwanden. Im allgemeinen benötigte ich nur höchstens drei Injektionen: Ich begann mit 0,25 ccm, bei Säuglingen nur mit 2 Teilstrichen. Um eine bessere Beurteilung des Krankheitsverlaufes zu bekommen, behandelte ich zwischendurch einzelne Kinder mit den gebräuchlichsten Medikamenten, ohne sie zu spritzen, und konnte so den Eindruck gewinnen, dass die mit der Auto-Uro-Therapie behandelten Kranken doppelt bis dreifach so schnell von ihrem quälendem Zustand befreit waren.

Besonderer Erwähnung bedürfen folgende Beobachtungen: Bekam ich ein Kind in Behandlung, bei dem die krampfhaften Erscheinungen eben angedeutet waren, dann konnte ich in vielen Fällen das konvulsivische (krampfhafte) Stadium gänzlich ausschalten.

Erfolgte aber die erste Einspritzung erst kurz vor dem Höhepunkt der Erkrankung, dann traten die schweren Zustände äusserst schnell und anhaltend auf und täuschten eine Verschlimmerung des Krankheitsbildes vor, um dann bei den folgenden Injektionen auch umso schneller wieder zurückzugehen.

Um über das Wesen der Wirkung Klarheit zu erhalten, habe ich Kontroll-Versuche angestellt, indem ich frischen Urin anderer

Keuchhusten-Kranker injizierte. Hierbei erzielte ich keinen Erfolg. Also ist in dem Eigenurin das eigene heilende Agens erhalten, das spezifisch auf den jeweiligen Pertussis-Kranken einzuwirken vermag."

Diese grundlegenden Untersuchungen des Forscher-Arztes HERZ beweisen eindeutig, dass im je eigenen Harn das besondere, spezifisch wirksame Heilagens enthalten ist. Der normal funktionierende Körper stellt also in der Tat "eine eigene Apotheke" dar. Die orale A-L-Therapie ist eine erfolgsträchtige Möglichkeit, unsere Abwehrkraft zu stärken, so dass sie jederzeit einsatzbereit ist.
Selbstverständlich gibt es daneben eine Reihe von andern Verfahren, die diesen Immunstatus ebenfalls stärken. Es ist keineswegs meine Absicht, dass nun jedermann etwa die A-L-Therapie als alleiniges Mittel betrachten soll. Vielleicht passt ihm ein anderes Vorgehen besser, dann ist es richtig für ihn.

16. Kapitel

A-L ist nicht die einzige Methode

In diesem Abschnitt ermuntere ich meine Leserinnen und Leser, auch andere Möglichkeiten zur Gesunderhaltung durchzuführen, welche ebenfalls keinen besonderen finanziellen Aufwand erfordern. Auch diese gehören irgendwie in den Bereich "der eigenen Apotheke in uns".
Bei der Lebensführung kennt man eine körperliche und eine geistige Diät. Beide Arten sollten einigermassen von uns befolgt werden.
Ich betone ausdrücklich "einigermassen", weil ich bei der Lebensgestaltung keine gesetzmässige Verpflichtung mit lauter Geboten und Verboten aufstellen möchte. Diese Verhaltensweise stellt einen wichtigen Beitrag dar, dass unser Immunsystem in Ordnung ist. Wenn wir die ganze Entwicklunsgeschichte des Menschen aus historischer Sicht betrachten, konnten sich diejenigen Arten erhalten und haben sich weiter entwickelt, die jeweils am gesundesten waren; das heisst, dass jene die Fähigkeit besassen, stetsfort ein abwehrbereites Immunsystem zu besitzen.

Bei der äusseren Diät sind 5 Säulen wichtig, die auf dieses Ziel hin arbeiten. Eine erste wichtige Komponente ist:
Die Nahrungsaufnahme und Verwertung.
Das beinhaltet, dass man knapp isst und auch auf die Körperform achtet; dass man keinen Blähbauch mit sich herum trägt und im allgemeinen abends eher kleinere Mahlzeiten geniesst. Einige Sprichwörter im Volkstum haben ein kluges Fundament, so: "Iss am Morgen wie ein König, am Mittag wie ein Bürger und abends wie ein Bettler."
Mit Vorteil kann man auch gelegentlich die Abendmahlzeit ausfallen lassen. Das ist für manche ein gutes Schlafmittel, und etliche sagen hernach, dass sie am Morgen frischer aufwachen. Es ist auch von Vorteil, wenn hie und da eine kürzer oder länger dauernde Fa-

stenkur durchgeführt wird, oder man möge während einiger Zeit eine kohlehydratarme Kostaufnahme befolgen.

Eine zweite Säule bedeutet:
Die verschiedenen Wasseranwendungen nach Pfarrer Kneipp, die sich mit Leichtigkeit und ohne Kosten in jedem Haushalt durchführen lassen.

Dann folgen:
Die Bewegungstherapie: Wandern, Sport und Spiel, z.B.: Gartenarbeit, Radfahren, Fussmärsche, Bergsteigen, Skilaufen etc.

Von grosser Bedeutung ist:
Die Atemtherapie. Ein ganz wesentlicher Stellenwert zur Erreichung und Aufrechterhaltung eines gesunden Immunsystems kommt der Pflege der richtigen Atmung zu. Man möge bedenken, dass Menschen und Tiere ohne Atmung nur ganz kurze Zeit am Leben bleiben können. Durch die Aufnahme des Sauerstoffs aus der Luft wird erst der zündende Funke angefacht, der den innern Stoffwechsel und den Gasaustausch in Gang setzt und aufrecht erhält.

Schlussendlich als wertvoll erweist sich:
Die Ordnungstherapie. Gemeint ist eine Ordnung im körperlichen und im geistigen Bereich, wo wir nach Möglichkeit aufbauende Gedanken und Vorstellungsbilder hegen und pflegen sollen.

Mit diesen in Kurzform dargestellten "5 Säulen" der natürlichen Heilverfahren der äussern Diät kann der kundige Arzt bei manchen seiner Patienten schon eine merkliche Besserung der geklagten Beschwerden erreichen. Indem man Schädliches weglässt wird das in uns wohnende Heilprinzip angeregt und der "innere Arzt" im Patienten wird unterstützt im Bemühen, Krankhaftes zum Verschwinden zu bringen.

Mit diesem kurzen Zusatz möchte ich betonen, dass die im Buch wesentlich breiter geschilderte A-L-Therapie keineswegs das einzige Mittel darstellt, um die Gesundheit zu erhalten. Jedoch stellt diese Art und Weise eine weitere Bereicherung im bunten und vielfältigen Strauss von einfachen und natürlichen Heilmethoden dar.

17. Kapitel:

Das Buch von Arthur Lincoln Pauls D.O.

Auf keinen Fall darf in der Aufzählung von verschiedenen Autoren der Name von Arthur Lincoln Pauls unerwähnt bleiben. Auf jener denkwürdigen Seminartagung in Thailand, wo ich erstmals auf die orale A-L-Therapie aufmerksam gemacht wurde, erkundigte ich mich sogleich über entsprechende Literatur. Von verschiedener Seite wurde ich auf das Buch "Shivambu Kalpa" von eben diesem erwähnten Autor hingewiesen. Dieser indische Titel soll in etwa heissen: "Das Wasser des Gottes Shiva". Im Vers 9 des Werkes "Damar Tantra" (ein sehr altes, religiöses indisches Buch) wird ausdrücklich geschrieben: "Eigenurin ist ein göttlicher Nektar".

Die in "Shivambu Kalpa" erwähnten Krankheitsfälle entsprechen in etwa den vorhin schon beschriebenen Mitteilungen anderer Autoren. Ich will deshalb auf die Wiedergabe verzichten. Doch möchte ich die eigene Krankheitsgeschichte des Autors zusammengerafft als ein Beispiel darstellen, wie etwa ein chronisch Kranker nach langem Suchen zu seinem eigenen Heilungsweg fand. (Sicherlich könnte man mit der heutigen holistischen Medizin die Heilung auch auf andere Weise erreichen; aber es ist doch sehr erstaunlich, wie ein so einfaches Vorgehen wie die A-L-Methode grosse positive Wirkungen hervorbrachte.)

Arthur Pauls wurde am 12. Februar 1929 in Kanada in einer armen Familie auf dem Lande geboren. Er hatte noch einen Zwillingsbruder. In der Wirtschaftskrise jener Zeit litten alle Hunger. Er erlebte die üblichen Kinderkrankheiten und hatte des öftern eine Angina. In der Folge wurden seine Hals- und Rachenmandeln entfernt, was zur damaligen Zeit das übliche therapeutische Vorgehen war. Er erhielt auch die gängigen Impfungen. Mit 17 Jahren verlor er seine Mutter. Sie hatte eine Tuberkulose und starb an den Folgen einer Operation. Zu dieser Zeit bedeckte sich sein ganzes Gesicht mit hässlichen Akne-Pusteln. Er wurde mit Salben und Cremen behandelt. Wegen seiner äussern Erscheinung wurde er scheu und zog sich zurück; er wagte nicht, mit Mädchen auszugehen. Dann trat er in die kanadische Armee ein; die dortigen Körper-Übungen besserten seinen Allgemeinzustand für eine kurze Zeit. Weil er seine Impfausweise verloren hatte, musste er alle Impfungen nochmals erhalten, worauf sich auf seinem Körper viele Furunkel zeigten, die mit Penicillin behandelt wurden.

Nach der Entlassung aus der Armee trat ein monatelanger Durchfall ein, die Röntgenbilder zeigten eine Dickdarmentzündung. Die Medikamente gegen den Durchfall stoppten ihn, aber dann erschienen wiederum die Furunkel.

Er fühlte sich nie mehr gesund. Es traten die verschiedensten Krankheitssymptome auf, er wechselte von einem Übel zu einem andern. Dauernd nahm er Medikamente ein und war doch nie wohlauf. Mittlerweile nahm sein Körpergewicht auf 120 kg zu, er fühlte sich im Ganzen sehr schlecht, auch seine Sehkraft verminderte sich rapid. Jetzt traten auch noch Kreuzschmerzen und Ischiasbeschwerden auf. Wenn er in diesem Zustand in den Spiegel schaute, erblickte er einen fetten, müden, kranken Mann. Darauf versuchte er an sich die verschiedensten Diät-Systeme; auch das brachte keine grundsätzliche Heilung.

Nun traf er auf einen osteopathisch tätigen Freund, der ihm eine grosse Hilfe anbot, indem er sagte, er müsse sich selbst heilen. Er überredete ihn, sich in Osteopathie ausbilden zu lassen, was dann auch geschah. Während der Ausbildung fühlte er sich zwar besser, aber irgend etwas fehlte. Da kam der sogenannte Zufall zu Hilfe (nach meiner persönlichen Meinung gibt es nur ein "Zu-Fallendes"). Irgend jemand gab ihm das Armstrong-Buch "The water of life" zu lesen.

Arthur Pauls schilderte das sehr anschaulich: "Im Osten sagt man, wenn der Schüler bereit ist, dann erscheint der richtige Lehrer." Ich wusste sofort, dass ich den richtigen Lehrer für meinen nächsten Lebensabschnitt gefunden hatte. Die anempfohlene Therapie erschien mir zwar etwas bizarr und ungewöhnlich, doch nahm ich all meinen Mut zusammen, um sie zu verwirklichen. Die Reaktion trat fast unmittelbar auf. Während der Urin die Giftstoffe aus dem Körper heraustrieb, bedeckte sich dieser wiederum mit neuen Furunkeln.

Ich fühlte mich sehr schlecht, aber ich verstand, was geschah und was meine Natur zur Heilung beitragen wollte.

Der Urin sah anfänglich undurchsichtig und gelb aus, allmählich wurde er klarer. Die Furunkel verschwanden immer mehr und mehr und schliesslich waren sie überhaupt nicht mehr vorhanden. Zusätzlich fastete ich noch zeitweise einige Tage, um den Heilungsprozess zu beschleunigen. (Armstrong sagte: Man könne mit einem 10tägigen Urinfasten mehr Heilung erreichen als mit einer täglichen Einnahme von einem Glas A-L während dreier Monate.) Inzwischen verlor ich 35 kg an Gewicht. Zugleich verbesserte sich meine Sehkraft durch die Zunahme meiner Blutzirkulation und mein Blutdruck wurde völlig normal. Meine gesamte Vitalität und Energie kehrten zurück und ich konnte 8 km springen ohne zu ermüden. Ausserdem veränderte sich mein ganzes psychisches Verhalten. Ich begriff, dass die wahre Heilung durch die eigene Anstrengung erreicht werden kann, indem man auch die eigene Medizin einnimmt."

18. Kapitel

Einige von mir behandelte A-L-Patienten

Die Zusammenhänge der Wirkungsmöglichkeit der A-L-Therapie sind durch die vorausgegangenen Erläuterungen wohl etwas klarer geworden, so hoffe ich wenigstens. Mit der vorliegenden Publikation möchte ich gerne das Interesse einiger Wissenschafter anregen, dass sie mit ihren viel besseren Untersuchungs-Möglichkeiten auf diesem Gebiet fundierte Forschungen anstellen. Bei einem positiven Ergebnis wird alsdann der Einsatz der A-L-Methode verständlicher sein.

In mir geeignet erscheinenden Krankheitsfällen biete ich diese Therapieart als ein additives und unterstützendes Verfahren an, stelle es aber selbstverständlich jedem Patienten frei, ob er darauf eingehen will oder nicht. Seit dem ersten Beginn in meiner Praxis hat sich ein Wandel eingestellt; damals noch erschien diese Behandlungsart den meisten unbekannt und ungewohnt. Die ablehnende primäre Haltung reichte von einem befremdenden Erstaunen bis zur strikten Verneinung, wobei auch einige Aggressionen und Widerstände geweckt und abreagiert wurden. Sicherlich verlor ich durch mein Vorgehen einige mir vorher gut gesinnte Patienten, die es einfach nicht verstehen konnten und wollten, dass ihr Arzt ein vermeintlich "so widerliches Verfahren" in seinen therapeutischen Heilmittelschatz aufnahm. Inzwischen hat sich irgendwie das "Klima" geändert und das entsprechende Verständnis nimmt zu. Warten wir einmal ab.

Wenn in der Zukunft Heilungsberichte von schweren Erkrankungen durchsickern werden, muss schon eine sehr hartnäckige Abwehrfront bestehen, wenn man dann immer noch sofort und von vorneherein das Ganze als "ekligen Unsinn" abtun will. Wenn man zwar die Medizingeschichte der letzten Jahrtausende und Jahrhunderte studiert, wird man auf unverständliche Merkwürdigkeiten stossen, wo man nutzbringende Neuerkenntnisse zuerst einmal während längerer Zeit einfach abgelehnt hat. Das geschah z.B. bei der Erfindung der Narkose, die dem zu operierenden Patienten eine riesengrosse Erleichterung brachte, aber trotzdem zuerst von namhaften Chirurgen angefochten wurde. Dasselbe geschah mit der Forderung von Dr. Semmelweis in Wien für absolute Händedesinfektion der Ärzte vor geburtshilflichen Eingriffen. Dadurch wurde das so häufig in jener Krankenanstalt aufgetretene, oft tödlich verlaufende Kindbettfieber stark vermindert, aber die Neuerfindung fand lange Zeit keine Zustimmung bei ärztlichen Kollegen.

Positiv verlaufende Einzelfälle werden von der wissenschaftlichen Medizin oft auch deshalb nicht anerkannt, weil das alles auf Einbildung des Patienten oder auf eine Suggestivwirkung des behandelnden Arztes (etwa durch seine blauen Augen!) zurückgeführt werden könne. Gerade deshalb wäre eine poliklinische entsprechende Behandlung an einer Vielzahl von Patienten von grösster Bedeutung. Aus solchen Gründen habe ich einige Fälle erwähnt, wo kranke Tiere durch die A-L-Methode gesund geworden sind. Man kann wohl kaum behaupten, dass hernach die günstige Wirkung nur aufgrund einer Suggestion eingetreten sei. Ich muss allerdings auch hier zugeben, dass allein schon durch eine liebende Zuwendung zur Pflanze oder zum Tier positive Veränderungen festgestellt werden konnten. Das Leben beruht eben nicht nur auf naturwissenschaftlichen Gesetzen im Masse-Sekundensystem. Es existieren vermutlich auf einer anderen Ebene jetzt noch unbekannte Gesetzmässigkeiten, wo energetische Einwirkungen tatsächlich vorhanden sind, wenn sie auch mit den gegenwärtigen Apparaturen noch nicht hieb- und stichfest nachgewiesen werden können.

Es folgen nun einige Fall-Darstellungen, die in meiner Praxis mit dieser Methode erhalten wurden. Ich möchte keine Namen nennen, damit niemand erkannt werden kann. Einschränkend teile ich nochmals mit, dass ich jeweils zusätzlich auch andere Behandlungsarten durchführe, seien es die Akupunktur oder die Neuraltherapie, die Phytotherapie oder noch andere Methoden, die in einer holistischen Praxis verwendet werden. Eine chronische Erkrankung ist ja oftmals das Produkt eines multifaktoriellen Geschehens (auf verschiedenen Ursachen beruhend), also soll und darf die Therapie auch vielschichtig sein und soll dem jeweiligen Krankengeschehen angepasst werden. Es ist dann allerdings nach rein logisch-rationalen Überlegungen schwieriger, eine eingetretene Besserung allein z.B. der A-L-Methode zuschreiben zu wollen.

Anlässlich eines internationalen Homöopathen-Kongresses habe ich mich zwar mit dieser Einstellung bei einigen Kollegen etwas unbeliebt gemacht. Bei einer Krankenfall-Darstellung, wo über eine verblüffend positive Wirkung einer Hochpotenz-Therapie berichtet wurde, fragte ich im grossen Zuhörer-Saal den Redner, ob er mir mitteilen könne, ob nun die angewendete homöopathische Hochpotenz oder die Ohrakupunktur geholfen habe. (Ich wusste genau, dass der betreffende Arzt nebst seinen Medikamenten immer auch die Akupunktur verwendete, nur bei dieser Versammlung nichts davon erwähnte.)

Nach Darlegung der obigen Einschränkung mache ich einen kleinen Rundgang durch verschiedenste gesundheitliche Störungen, keineswegs mit der Absicht, dass der Leser nunmehr sogleich diese Methode an sich selbst ausprobieren soll. In unserer gegenwärtigen merkwürdigen Zeit, wo kriegerische Wirren und politische Spannungen an der Tagesordnung sind, kann vielleicht einmal eine Situation auftreten, wo dieser froh sein wird, wenn er sich an den Inhalt und den Titel dieses Buches erinnern wird: "Eine eigene Apotheke ist in Dir".

Frau A: Ich hatte mit ihr eine einmalige Unterredung, wo ich über die A-L-Methode sprach. Weil darüber noch keine Veröffentlichung in deutscher Sprache existiert, empfahl ich als Lektüre das Buch des Genfer Arztes Dr. Schaller: "Amaroli, source de vie". Etliche Zeit später erhielt ich von dieser Frau einen Dankesbrief, worin sie schreibt: "Es ist mir ein Bedürfnis, Ihnen nochmals für Ihre interessanten Ausführungen und insbesonders für Ihre persönlichen Ratschläge einen speziellen Dank zu sagen. Die sprichwörtliche weibliche Neugier siegte schlussendlich über die anfängliche Skepsis – um nicht zu sagen Schock –. Mittlerweile habe ich das Buch Amaroli durchgelesen. Bereits ab Seite 24 wagte ich unter Todesverachtung die empfohlenen Anwendungen in die Tat umzusetzen (es handelte sich um entsprechende äussere Einreibe-Anwendungen mit dem eau de vie [Lebenswasser]). Mit wissenschaftlichem Interesse verfolgte ich das Abklingen eines heftigen Sonnenbrandes nach lokaler Anwendung der A-L-Therapie; des weitern, das Verschwinden sämtlicher Unreinheiten im Gesicht, was nunmehr diese morgendliche Übung rechtfertigt, aber es braucht noch immer eine heroische Selbstüberwindung."

Herr B: Er begleitete jeweils seine Ehefrau, die in meine Behandlung kam. Er hörte meinen Ratschlag betreffend A-L für die Patientin (sie konsultierte mich wegen stark belästigenden Knieschmerzen, infolge einer deutlich spürbaren Knie-Arthrose). Da dachte Herr B, er wolle dieses Verfahren einmal bei sich selbst anwenden, weil er in der Kniekehle eine sichtbare Krampfader habe, die ihm öfters Beschwerden bereite. Er wandte diese Methode innerlich an, indem er morgens und abends je 1 dl dieser Flüssigkeit einnahm. Schon nach 14 Tagen spürte er keine Beschwerden mehr in der Kniekehle. Nach diesem günstigen Ausgang kam er selbst in Behandlung; ich riet ihm noch zu einer lokalen Applikation. Er war in der Folge sehr zufrieden und sagte, er habe nun keine Kniebeschwerden mehr und spüre auch eine deutliche Steigerung der allgemeinen Vitalität.

Frau C: Sie litt an Paradentose mit Zahnfleischbluten, ausserdem klagte sie über starkes Augenbrennen (sie hatte oft das Gefühl, kleine Steinchen im Auge zu haben). Nach ihren Angaben behielt sie die A-L-Lösung einmal pro Tag während 15 Minuten im Mund. Gegen die Augen-Beschwerden tropfte sie mit einem Tropfenzähler einige A-L Tropfen direkt ins Auge; nach einer Viertelstunde seien die diesbezüglichen Augenbeschwerden verschwunden. (Das Zahnfleischbluten stoppte; nach entsprechenden Literaturangaben sollte man diese Applikation in solchen Fällen mehrmals täglich und über eine Zeitspanne von mehreren Monaten hindurch durchführen.)

Frau D: Sie besuchte mich wegen Menstruationsbeschwerden. Während der Behandlungszeit nahm sie an einer Afrika-Safari teil. Dort wurde sie von Sandläusen gestochen und erlitt gleichzeitig einen Bienenstich. Sie tupfte äusserlich die Stichstellen mehrmals mit A-L ab, liess auch einen solchermassen getränkten Tupfer einige Minuten darüber liegen und berichtete, dass das Jucken in kürzester Zeit verschwunden sei. Es traten auch keine Schwellung und keine Rötung auf. Sie wandte zusätzlich die orale Anwendung an und hatte hernach praktisch keine Menstruationsbeschwerden mehr.

Frau E: Sie klagte über diffuse Schmerzen in verschiedenen Gelenken und auch in der Kreuzgegend. Während längerer Zeit nahm sie 2x tgl ca. 1 dl A-L ein. Es trat eine deutliche Besserung der lokalen Beschwerden wie auch eine unverkennbare Besserung des Allgemeinzustandes ein.

Herr G: Er war wegen einer andern Erkrankung in meiner Behandlung. Bei einer Konsultation sagte er, dass er gestern die Lenden- und Kreuzgegend heftig an einer Tischkante angeschlagen habe. Ich riet zu lokalem Einreiben mit A-L. Er machte das während 4 Tagen und war über den Erfolg sehr zufrieden.

Frau J: Sie war wegen einer chronischen Polyarthritis in Behandlung. In dieser Zeit traten zusätzlich starke Beschwerden am rechten Hallux auf, so dass jeder Schritt beschwerlich war. Ihre Therapie mit A-L war so: täglich innerlich einmal 2 dl oral (ausgenommen während der Periode). Zusätzlich machte sie am rechten Fuss während 10 aufeinanderfolgenden Nächten A-L-Kompressen über dem Grosszehen-Grundgelenk. Nach der siebten Nacht spürte sie eine deutliche Besserung, ab der 10. Nacht hatte sie keine Fussbeschwerden mehr. Inzwischen seien 9 Wochen vergangen, sie sei noch immer schmerzfrei; sie sei den ganzen Tag auf den Füssen und unternehme mehrstündige Spaziergänge. Ausserdem berichtete die Patientin über eine gute Wirkung durch A-L-Umschläge bei kleineren Verletzungen und oberflächlichen Verbrennungen. Sie machte ebenfalls Mundspülungen bei einer Erkältung und informierte mich hernach über ein schnelles Nachlassen der Mandelschmerzen.

Frau K: Sie kam mit stark geschwollenem Knie links (akute Phase einer Arthrose), das Gehen war nur mit Krücken möglich. Sie erhielt vorher die üblichen Mittel der offiziellen Medizin. Schon bei Behandlungsbeginn sagte sie, dass sie nur als Patientin bleibe, wenn ich ihr keine Medikamente verschreibe. Meine Gegenfrage war, ob sie mir gehorchen könne? Nach Bejahung schlug ich ihr eine A-L-Fastenkur vor, über deren Dauer konnte ich vorläufig noch nichts aussagen. In der Folge fastete sie während 24 Tagen mit A-L und Wasser, massierte damit auch den Körper ein und machte lokale A-L-Wickel um das kranke und hoch-geschwollene Knie. Der Allgemeinzustand besserte sich nach wenigen Tagen, die Schwellung nahm erst ab dem 14. Tag ab unter deutlicher Verminderung der Gehbeschwerden. Nach der Kur war das Gelenk völlig abgeschwollen.
Sie konnte schmerzlos und ohne Krücken gehen und fühlte sich insgesamt "super". Während der ganzen Fastendauer hatte sie nie Hungergefühle, die A-L-Flüssigkeit wurde farblos und habe wie ein angenehmes Getränk geschmeckt. (Nach meiner Erfahrung bei mir selbst und bei etlichen Patienten ist das Fasten mit der A-L-Methode auch subjektiv die angenehmste Fastenart.)

Frau L: Sie litt an schmerzhafter Arthrose der Kniegelenke mit starker Gehbehinderung. Sie nahm während 3 Monaten täglich ca. 2-3 dl A-L oral ein, dazu Körpermassage und Wickel um die defor-

mierten Gelenke. Zum Abschluss machte sie noch eine 10tägige
Fastenkur mit A-L. Die Patientin ist sehr zufrieden, kann wiederum die Gartenarbeit beschwerdefrei durchführen. Gleichzeitig berichtete sie über die Zunahme der gesamten Vitalität. Dem äussern
Aussehen nach sah sie nach Beendigung der Kur wesentlich jünger aus als vorher; die Gesichtshaut war wiederum straff und gespannt.

Frau M: Ich kenne die Patientin schon von früher. Sie litt an einer
Hepatopathie nach einer Hepatitis. (Leberaffektion nach entzünd-
licher Erkrankung der Leber). Dieses Mal suchte sie mich wegen
unerträglichem Juckreiz am ganzen Körper auf. Sie fastete
während 5 Tagen mit A-L und Wasser; hernach berichtete sie mir,
dass der Juckreiz verschwunden sei, sie fühle sich wiederum gesund und gut.

Herr N, Asthmatiker: Da er mit der üblichen Therapie – sowohl
mit der wissenschaftlichen Medizin wie auch mit den komplementären Verfahren – keinen befriedigenden Erfolg bekam, und er
immer wieder inhalieren musste, bat ich schlussendlich den Patienten um die Zustimmung zu einer A-L-Fastenkur mit A-L und
Wasser sowie zusätzlicher Massage mit dieser Flüssigkeit. Seine
Ehefrau führte die Massage durch. Insgesamt fastete er während
21 Tagen mit einer kleinen Unterbrechung. Schon nach wenigen
Tagen benötigte er keine Inhalationen mehr und nach Abschluss
der Fastenkur war die Atmung frei. Zur Stabilisierung des Erfolgs
liess ich ihm noch einige A-L-Injektionen in steigender Dosierung
verabreichen. (Ich verabreichte eine weitere A-L-Injektion zu früh
und erlebte prompt einen Rückfall; nach einer Pause und mit
nochmaliger kleiner A-L-Injektions-Dosis war der Rückfall beho-
ben).

Frau O: Die Patientin litt an zunehmender Augenschwäche (Reti-
nopathie). Sowohl die augenärztlichen Behandlungen als auch die
additiven Methoden brachten nur eine geringe Besserung. Der

wirklich positive Umschwung stellte sich erst nach einer 10tägigen Fastenkur mit A-L und Wasser ein. Die Sehkraft nahm zu; auf einem hohen Aussichtspunkt konnte sie wiederum die umliegenden Bergspitzen erkennen, was früher nicht mehr möglich war. Einmal berichtete sie mir freudestrahlend, dass sie die Zeitung lesen konnte.

Kind P: Es litt bereits in frühen Jahren unter asthmatischen Zuständen, musste deswegen schon als Notfall in die Kinderklinik eingewiesen werden. Es war wegen jeder Kleinigkeit erkältet und benötigte dauernd starke Medikamente. Die besorgte Mutter gab ihr auf meinen Rat hin täglich 1 bis 2 Esslöffel voll A-L mit Fruchtsaft oder Tee vermischt oder mit Suppe verdünnt. Zusätzlich bekam sie pro Woche 2x ein Eigenurin-Klistier. Der Erfolg war sehr zufriedenstellend.

Mann Q: Ein Lungenkrebs befiel den rechten Unterflügel. Er wollte sich nicht operieren lassen, weil ihm der zuständige Facharzt mitteilte, dass er auch nach einer gut gelungenen Operation die Treppen zu seiner Wohnung nur noch mit Mühe ersteigen könne. Orale A-L-Therapie und Einmassieren durch seine Ehefrau. Dazu noch andere additive Massnahmen. Er fühlte sich hernach subjektiv sehr gut, das Gewicht blieb konstant, er sieht äusserlich gesund aus. (Ich erwähne diesen Fall mit der nötigen Vorsicht und möchte keineswegs behaupten, dass mit A-L allein eine wirksame Krebstherapie gefunden worden sei.)

Frau R: Ein Melanom bildete sich an der Fuss-Sohle, das nicht völlig operativ entfernt werden konnte. Durch ein tägliches Fussbad mit A-L wurde die Narbe und das umliegende Gewebe zart und geschmeidig. Die Patientin fühlt sich subjektiv wohl.

Herr S: Der Patient war HIV-positiv und litt an verschiedenen Aids-Symptomen, wie Mund- und Afterpilz, Müdigkeit, Augenrötung und Augenbrennen, Antriebsschwäche. Subjektiv fühlte sich der Patient nach einer mehrmonatigen oralen A-L-Kur wiederum gesund, das Aids-Virus konnte im Blut nicht mehr nachgewiesen werden. Der Patient bewältigte hernach mühelos ein sehr grosses Arbeitspensum, er besitze wiederum die gleiche Arbeits-Energie und Vitalität wie früher.

(Auch diesen Fall erwähne ich mit grosser Vorsicht, doch sind mir ähnlich positive Berichte aufgrund der A-L-Therapie aus USA mitgeteilt worden.)

19. Kapitel:

Gedanklicher Zugang zur Apotheke in uns

Glücklicherweise können wir mit unsern Gedanken und Vorstellungen die Quelle des in uns liegenden Heilschatzes beeinflussen, so dass der Mensch keineswegs etwa nur auf die A-L-Therapie angewiesen ist, um sich gesund zu erhalten oder auch um die verlorene Gesundheit wieder zu erwerben. Die Urin-Therapie wurde nur deshalb so ausführlich dargestellt, weil sie in unserem Sprachraum noch nahezu unbekannt ist und mir eine entsprechende Information für manche nützlich erschien.

Im jetzigen Kapitel möchte ich auf die Wichtigkeit unseres Immunsystems hinweisen. Die A-L-Methode ist zwar eine bedeutende, billige und leicht durchführbare Möglichkeit zur Stimulierung des Abwehrsystems, aber Gott sei Dank keineswegs die einzige. Wir besitzen noch andere Zugänge zu dieser "inneren Apotheke in uns", die ebenfalls auf finanziell billige Art und Weise zu unserem grossen Vorteil begangen werden können.

Es gibt im menschlichen Geist Energien und Potenzen, die vergleichsweise nicht schwächer, sondern eher kraftvoller sind als die verschriebenen ärztlichen Rezepte. Im bisherigen medizinischen Schrifttum findet man vielerlei Angaben, die beweisen, dass negative Gefühle – wie etwa Hass, Furcht, panische Angst, Wut, Verzweiflung, Depression und andere mehr – grosse Veränderungen im Hirnstoffwechsel hervorbringen können, welche in der Tat selbstschädigend und krankmachend sind. Aber glücklicherweise wissen wir auch, dass die Gefühle von Liebe, Glaube, Zuversicht, Hoffnung, Lebenswille, Fröhlichkeit und andere mehr – ebenso positive Veränderungen im ganzen menschlichen Wesen produzieren.

Wir leben jetzt in einer Zeit des Umbruchs. In verschiedener Hinsicht zeigen sich neue Horizonte – so etwa in den religiösen Auffas-

156

sungen, im Umweltdenken, in der Suche nach einem befriedigenden Lebenssinn, in der Verantwortlichkeit und in der Mitarbeit am eigenen persönlichen Wohlergehen sowie in der Durchführung einer sinnvollen Gesundheitsprophylaxe.

An einer von mir besuchten Tagung über humanistische Medizin lernte ich einige amerikanische Wissenschafter persönlich kennen. Ich möchte meinen Lesern einige ihrer Gedanken und Beobachtungen übermitteln.

Einer dieser Referenten, Dr. med. Simonton aus USA – ich besuchte seinen Workshop – sprach von seinem mühseligen Werdegang, bis seine Ideen – dass auch schwerste Krankheiten durch eine positive Einstellung des Patienten günstig beeinflusst werden können – Zustimmung gefunden hatten. Er befasste sich Jahre und Jahrzehnte zuvor mit der Therapie der Krebserkrankung und fand erstmals 1977 einen Mann mit schwerster Krebserkrankung, der durch den psychologischen Zugang der Visualisierung (also der Gesundheitsvorstellung) geheilt wurde, nachdem vorher die übliche Behandlung nur negative Erfolge zeigte. (Ich habe in diesem Buch im 12. Kapitel darüber berichtet).

Dieser berühmte Fall des krebserkrankten Farmers ist ein Meilenstein in der Geist-Körper-Medizin, aber leider ist das nicht die ganze Geschichte. Es hat sich gezeigt, dass Carl Simontons Visualisierungstherapie noch absolut keine zuverlässige Krebstherapie darstellt. Richtigerweise werfen Langzeitstudien die Frage auf, ob solche sporadischen Ergebnisse der konventionellen Behandlung wirklich überlegen sind: Leider nicht. Heute hat die konventionelle Therapie noch einen gewaltigen Vorsprung. Solange die Visualisierungs- oder eine andere komplementäre Therapie die Chemotherapie und die Bestrahlung nicht an Wirksamkeit übertrifft, wird sie nicht viele Anhänger finden. Deshalb ist meine Meinung des "Sowohl-als-auch-Vorgehens" wohl richtiger.

Doch selbst, wenn Simontons Patient ein Einzelfall wäre, so müsste das ausreichend sein, um unsere Vorstellung davon, wie der Körper sich selbst heilt, zu überdenken.

In den folgenden Abschnitten entnehme ich einiges aus zwei Büchern, die ich dem dafür interessierten Leser gerne empfehlen möchte. Es sind: "Die heilende Kraft", von Dr. med. Chopra, Lübbe-Verlag, Deutschland, und "Head first", von Norman Cousins, F.P. Burton-Verlag, New York.

Auf diese letztgenannte wertvolle Veröffentlichung wurde ich anlässlich eines Kurzvortrages in den USA aufmerksam gemacht. Nach meinen Mitteilungen kam eine Amerikanerin zu mir und beschwor mich fast, dass ich diese Neuerscheinung unbedingt lesen müsse, weil so manches in das von mir Vorgetragene hinein passe. Das Buch ist allerdings noch nicht in die deutsche Sprache übersetzt. Es beinhaltet wesentliche Erfahrungen eines Medizinjournalisten, der quasi als Ombudsmann an einer medizinischen Universitätsklinik in Los Angeles zwischen Patienten einerseits und Ärzten andererseits tätig war.

Die Naturwissenschaft hat in den letzten Jahren mehr über die Chemie des Gehirns gelernt als je zuvor. Und dennoch besteht ein grosses, unbekanntes Stück Land. Ich nehme an, dass diese Forschung für den Menschen nützlicher sein wird als Landungen auf dem Mond oder auf dem Mars oder sogar auf Sternen ausserhalb unseres Milchstrassen-Systems.

Wie weiss denn unser Körper, was zu tun ist, wenn ein Schaden eingetreten ist? Die tragende Säule für ein entsprechendes Verständnis ist unser Immunsystem. Dort werden dauernd Botschaften empfangen und weiter geleitet. Aufgrund dieser Meldungen kommt es zu spezifischen Abwehrreaktionen auf verschiedenen Körperebenen. So wird dann in der Folge der Heilungsprozess an verschiedenen Fronten eröffnet (Ich erinnere an meine Bemerkung über die Krankheitsursachen: sie sind vielschichtig, also soll die Therapie im Einzelfall auch vielfältig sein). Das Immunsystem in uns ist der eigentliche Arzt im Körper, welcher die je eigene Apotheke unterhält.

Es ist deshalb nützlich, wenn wir einige dieser Zugänge zu diesem persönlichen Arzneimittelschatz kennen. Wir können dann je nach Fall und Bedürfnis einmal das Heilmittel aus diesem Gestell, das andere mal die Arznei aus einem andern Regal holen und gebrauchen.

Eines der grössten medizinischen Geheimnisse ist der Heilungsprozess. Damit das Nachfolgende vom Leser besser verstanden wird, möchte ich das Immunsystem in möglichst einfacher Weise etwas näher erläutern. Es ist eine Grosstat moderner medizinischer Wissenschaft, dass emsige Forscherinnen und Forscher entsprechende Zusammenhänge gefunden haben, welche uns einen nützlichen Einblick in die Krankheitsbekämpfung gewähren.
Anlässlich meines Vortrages über dieses tatsächliche Geschehen in uns wurde mir einmal in der Diskussion vorgeworfen, dass man in der heutigen Zeit – wo doch alles auf den "Frieden" hin ausgerichtet werden sollte – nicht mehr öffentlich die Worte "Soldaten, Abwehrkampf etc." gebrauchen sollte (wie ist doch eine solche Meinung meilenweit von der Wirklichkeit entfernt!).
Wenn wir diese Heilkräfte bewusst anwenden und daraus eine gezielte Gesundheitsvorsorge zusammenstellen, können viel Leid, Schmerz, Angst und chronisches Siechtum verhindert werden.
Wenn aber im andern Falle die Krankheit schon eingetreten ist, kann sie mit weit grösseren Therapie-Aussichten behandelt werden, weil dann nicht nur die Symptome, sondern auch die Ursachen berücksichtigt werden.

Es ist unmöglich, in diesem Kapitel die ganze Bedeutung und Wirkungskraft unseres Immunsystems darzustellen. Das wäre ein

Thema für ein länger dauerndes Seminar. Ich möchte mich jedoch mit wenigen Punkten begnügen, damit die Leserin und der Leser einfach ein grösseres diesbezügliches Verständnis bekommen. Ich hoffe, dass im Unterbewusstsein immer etwas von der mitgeteilten A-L-Methode mitschwingt, dass jene ganze Problematik immer verständlicher erscheint.

Die Immunologie im weitesten Sinne befasst sich mit dem bestehenden Abwehrsystem in uns. Dieses beinhaltet einen Schutzmechanismus des gesamten Organismus unter Beteiligung und im Zusammenspiel aller Körperorgane.

21 Forscher auf dem Gebiet der Immunologie haben seit dem Beginn unseres Jahrhunderts den Nobelpreis für ihre diesbezüglichen Untersuchungen erhalten. Der menschliche Organismus ist ein Vielzellenstaat mit unvorstellbaren Mengen an Strukturen und biochemisch-biophysikalischen Vorgängen. Einige Zahlen unterstreichen die Notwendigkeit einer fein abgestimmten Regulation. So haben wir z.B. in unserem Blut pro Kubikmillimeter etwa 2000 sogenannte Lymphozyten; diese gehören zu den schon erwähnten weissen Blutkörperchen, die in der körpereigenen Abwehr gebraucht werden. Die Wandauskleidung aller Blutgefässe spielt bei der Immunarbeit ebenfalls eine Rolle. Diese Wandauskleidung beträgt pro Mensch etwa 300 Quadratmeter. Unser lymphatisches System, bestehend aus allen Lymphdrüsen im Körper mit dem wichtigsten Abwehrorgan der Thymusdrüse, hat pro Mensch das stattliche Gewicht von 1,5 kg.
Die Oberfläche der Darmauskleidung ist für diesen Zweck ebenfalls bedeutungsvoll. Auch sie beträgt ungefähr 300 Quadratmeter. Daraus kann man sofort erkennen, welch grosse Bedeutung ein gesunder Darmzustand hat.

In unserem Knochenmark werden täglich eine Milliarde Lymphozyten gebildet, daneben etliche Milliarden anderer weisser Blutkörperchen. Wenn wir uns diese erstaunlichen Zahlen vergegenwärtigen, erhalten wir einen wirklichkeits-nahen Eindruck vom täglichen Werden und Vergehen in unserem Körper. Das ist ein kleiner, symbolhafter Hinweis auf die Geburt und den Tod unserer Körperzellen.

Vor etwa 100 Jahren wurde der Begriff "Immunität" geprägt. Anfänglich bezog sich dieser Grundgedanke fast ausschliesslich auf die Infektionsabwehr. In der Folgezeit wurde aber erkannt:
1. Zur Immunität tragen zahlreiche unterschiedliche Mechanismen bei.
2. Immunologische Vorgänge dienen keinswegs nur der Infektabwehr.

Es gibt natürlich sehr viele Unterteilungen wie etwa unspezifische Abwehr und spezifische Auseinandersetzung zwischen eingedrungenen Giftstoffen und gebildeten Antikörpern, die aufeinander abgestimmt sind wie ein Schlüsselloch mit seinem Schlüssel.

Daneben kennt man jetzt verschiedene Abwehrebenen. Als die eigentlichen Abwehrorgane gelten der Thymus, das Knochenmark, die Milz und die Lymphknoten. Daneben aber spielen auch andere Organe bei der Abwehr des Gesamtorganismus mit wie Darm, Lungen, Leber, Bindegewebe und Nervensystem.

Ich möchte aber nicht weiter ins Detail eintreten. Leserinnen und Lesern, die sich für diesen Fragenkomplex näher interessieren, kann ich die Lektüre eines für Laien verständlich geschriebenen Buches von Dr. med. Hermann G. Sing aus dem Herbig-Verlag, Deutschland, empfehlen. Der Titel heisst: "Immuntraining mit Anleitungen, wie Sie ihre körpereigenen Abwehrkräfte stärken können."

Es gibt, wie ich das früher bei der A-L-Abhandlung schon erwähnte, eine körperliche und eine geistige Diät. Zweifellos kann man mit einer guten Ernährung, in der genügend Spurenelemente und Vitalstoffe enthalten sind, ein wirksames Immunsystem aufbauen. Zur körperlichen, äusseren Diät gehören noch die andern Säulen: die Wasseranwendungen, die Bewegungstherapie, die Atemtherapie und die Ordnungstherapie. Ich möchte in den folgenden Abschnitten, insbesondere im nächsten Kapitel, besonders auf die Zusammenhänge einer geistig ausgerichteten Diät hinweisen.

Während man früher lehrte, dass der Bazillus A die Krankheit B verursacht und mit dem Medikament C behandelt werden muss, ist das unter der heutigen erweiterten Sicht nur eine der vielen Auswahl-Möglichkeiten. Es ist nur teilweise wahr, dass jede Krankheit von objektiven, äusseren Ursachen herrührt. Man soll deshalb bei der Aufnahme der Krankheitsgeschichte auch etwas über die Lebensumstände und die persönlichen Nöte der Patientinnen und Patienten erfahren. Man möge sich also nicht nur mit der Schilderung der körperlichen Symptome begnügen. Eine sorgfältige Untersuchung zeigt, dass eine Krankheit nur dann Fuss fassen kann, wenn der Wirt sie einlässt. Das Milieu ist wichtig, mit andern Worten, der Zustand unseres Immunsystems.

Ich habe mich schon immer gewundert, auf wievielerlei Wegen man gesund werden kann. So können z.B. das Vertrauen des Patienten in seinen Arzt wie auch das Vertrauen in seine eigenen Heilkräfte und Reserven den Heilungsvorgang wesentlich beschleunigen und verbessern.

Wichtig ist auch das Selbstvertrauen des Arztes. Wenn er selbst ängstlich, unsicher und mutlos ist, überträgt sich diese Stimmung irgendwie im negativen Sinn auf seine Klienten.

Jeder Körper weiss, wie er eine Schnittwunde zu heilen hat. Hingegen besitzen nur wenige Menschen einen Körper, der weiss, wie er etwa mit einer Krebserkrankung fertig werden soll. Wenn ein Blutkörperchen an eine Wunde eilt, um sie zu versiegeln, geschieht das keineswegs rein zufällig. Hier ist eine Intelligenz am Werk. Ein Teil dieser Intelligenz widmet sich dem Heilen. Das wäre dann das spezifische Heilmittel, das unser Körper selbst herstellen kann. Es müsste dann noch von den entsprechenden Zellen aufgenommen werden. Wie schon erwähnt, gibt es an den Zellwänden bestimmte Schlüssellöcher, in die nur bestimmte Schlüssel hinein passen. Die von unserem Körper erzeugten Hormone, Enzyme und andere biochemische Substanzen wissen ausgezeichnet Bescheid, in welche Schlüssellöcher sie hineinpassen. (Vergegenwärtigen Sie sich bei der jetzigen Lektüre das Geschriebene über die A-L-Inhalts-Stoffe.)

Alle diese Aktivitäten, die mit Blitzesschnelle und mit starken Auswirkungen im ganzen Körper vor sich gehen, werden vom Gehirn koordiniert. Der Körper ist demnach wirklich die beste Apotheke, die jemals eingerichtet wurde.
Wir besitzen Milliarden von Nervenzellen im Gehirn mit winzigen, astähnlichen Nervenfasern, die sich untereinander über einen Spalt hinweg verständigen. In Wirklichkeit ist das, was sich in den Lücken unseres Nervensystems abspielt, mit einer Art Computer vergleichbar. Es wäre dann unsere Aufgabe, neue Fähigkeiten und Programmierungen unseres Computers zu finden.

Die Nerven arbeiten nicht nur auf elektrische Weise allein. Winzige Moleküle, sogenannte Neurotransmitter, sind die Botenläufer, die zum Gehirn hin- und zurückeilen und jedem unserer Organe die eigenen Gefühle, Wünsche, Erinnerungen und Intuitionen mitteilen. Keines von diesen inneren Ereignissen ist auf das Gehirn allein beschränkt. Neurotransmitter berühren das Leben jeder Zelle. Genauso sind keine von ihnen ausschliesslich von geistiger Art, denn jedes kann auch chemisch erfasst werden. Ganz ähnlich ist auch das Immunsystem nicht nur auf die Produktion der Abwehrzellen in den Lymphknoten, der Milz, der Thymusdrüse etc. beschränkt, sondern es ist durch die besonderen weissen Blutkörperchen im ganzen Organismus stets gegenwärtig.

Wohin auch immer ein Gedanke gehen möchte, dorthin müssen auch diese Substanzen gehen. Denken bedeutet also: chemische Prozesse im Gehirn zu erzeugen und Reaktionen im ganzen Körper auszulösen.

Mittlerweile kennt man viele solcher Boten. Es sind Abkömmlinge von Aminosäuren, also von Eiweiss (Bei der A-L-Schilderung habe ich davon berichtet, eine wie grosse Anzahl von Aminosäuren im Harn vorhanden sind). Darunter gibt es z.B. auch solche, die körpereigene Antischmerzmittel erzeugen, also eine Art von körpereigenem Morphium. Der wissenschaftliche Name dieser Substanzen heisst: "Endorphine und Enkephaline".

Das wirkt wie ein bestimmtes Signal mit dem Inhalt: "Schmerz verweigert". Diese Endorphine werden unter anderem auch durch Akupunktur und durch Hypnose erzeugt (Es wäre sehr erfreulich, wenn man einen entsprechenden Nachweis auch im Urin finden würde, nach meiner Annahme ist das zu erwarten).

Candace Bert, Direktorin der Abteilung für Gehirn-Biochemie am amerikanischen "National Institute of mental Health" bezeichnet das ganze Geist-Körper-System als ein "Informations-Netzwerk", womit sie die Betonung von der grobmateriellen Ebene zu der feineren des Wissens hin verlegt. Der Begriff "Geist-Körper" wäre in diesem Sinne wohl eher angebracht.

Der Körper, der denken kann, ist in Vielem anders als der, den die Medizin heute behandelt. Das ist wiederum ein vernünftiger Grund dafür, eine ganzheitliche Betrachtung in unsere Heilkunst einzufügen.

Eine praktische Anwendung wäre z.B. die folgende Aussage bei einem Krebspatienten: "Ihr Krebs ist nicht nur eine rein körperliche Erkrankung, sondern er stellt ein ganzheitliches Phänomen dar, deshalb benötigen sie auch eine ganzheitliche Behandlung." (kleine Zwischenbemerkung: Es wird wohl noch lange dauern, bis unsere Krankenkassen und unser derzeitiges Gesundheits-System solche und ähnliche Gedankengänge übernehmen können oder sie auch nur begreifen wollen, obschon dadurch wahre Heilkunst übermittelt würde und wahrscheinlich die überbordenden Heilungskosten gesenkt werden könnten.)

Die Entdeckung der Botenmoleküle hat unsere Vorstellung von Intelligenz enorm erweitert. Wer oder was steuert denn diese Botschaften, welche die Zellen dauernd absenden und empfangen? Dazu bedarf es eines Bewusstseins. Das ergibt dann einen Wandel in unserer Weltsicht. Wir erinnern uns an medizinische Systeme der Zellularpathologie, wo man meinte, der Mensch bestehe nur aus mechanischen Zellen, der Mensch sei eine Art von Maschine, die irgendwie denken gelernt habe. Nunmehr dämmert eine Ahnung, dass wir möglicherweise Gedanken sind, welche gelernt haben, sich eine "physische Maschine" herzustellen (Obiges sind Gedanken von Dr. Chopra in seinem erwähnten Werk: "Die heilende Kraft").

Eine andere Konsequenz wäre z.B. beim Patientengespräch mit dem Arzt etwa folgende Erkundigung: "die eigentliche Frage ist nicht die, ob ich Ihnen helfen kann, sondern die, ob Sie sich selbst helfen können."

Der Kranke ist oft seine Krankheit.

Der Geist und seine Botenmoleküle sind vollkommen aufeinander abgestimmt. Aber da können auch Pannen auftreten, und dann ist das Ergebnis so, als ob man gleichzeitig zwei Computerprogramme in dieselbe Maschine eingegeben hätte. Wenn die Eingabe nicht klar ist, so ist selbstredend auch der Ausdruck – unser Körper – verkorkst.

Aus diesen Schlussfolgerungen gibt es momentan auch eine Art von "biochemischer Revolution" bei der Behandlung von Geisteskrankheiten. Das aber würde zu weit führen und ist noch nicht spruchreif (man kann sich an die erwähnte Aussage jenes deutschen Kinderarztes Dr. Herz erinnern, der behauptete, er habe durch Verabreichung von Eigenurin-Injektionen günstige Erfahrungen bei Fällen von Schizophrenie und Epilepsie gesehen).

Der weise griechische Philosoph Heraklit sagte: "Alles fliesst". Wir steigen nicht zweimal in denselben Fluss, denn der Fluss verändert sich ständig durch das neu hinzufliessende Wasser. Genau dasselbe trifft auch auf unsern Körper zu. Treffend sagt Dr. Chopra: "Der materielle Körper ist ein Fluss von Atomen. Der Geist ist ein Fluss von Gedanken. Was sie zusammenhält, ist ein Fluss von Intelligenz."

20. Kapitel

Geistig-spirituelle Anreicherung der eigenen Apotheke

Die geistigen Techniken beruhen auf der Fähigkeit, die unsichtbaren Muster zu beeinflussen, die unsern Körper ordnen. Das Bewusstsein ist eine Kraft, die von den meisten unterschätzt wird. Oftmals nimmt man eine sehr ungenaue Unterteilung in ein Ober- und Unterbewusstsein vor. Der weitaus kleinere Anteil, der mit dem Willen beeinflusst werden kann, entspricht dem Oberbewusstsein. Der viel grössere Teil jedoch, der z.B. die Regulierung des Kreislaufs, der Verdauung, der Immunabwehr etc. beinhaltet, gehört zum Unterbewusstsein. Hier ist ein bildhafter Vergleich mit einem Eisberg angebracht, wo etwa 1/10 des Gesamtvolumens über der Wasseroberfläche erscheint, während der weitaus grössere Anteil von 9/10 oder mehr dem Unterbewusstsein zugeordnet wird.

Das Oberbewusstsein ist durch einen Willensimpuls veränderbar. Es liebt logische und rationale Zusammenhänge, während wir die Tätigkeit des Unterbewusstseins eher durch Vorstellungsbilder, durch Loslassen, oder durch Meditation beeinflussen können.
Vielleicht findet man hierin eine Erklärung für den Nutzen der formelhaften Vorsätze des autogenen Trainings oder der Methode des Apothekers Coué aus Lyon, der mit der 30fachen Wiederholung des Spruches: " Es geht mir mit jedem Tag in jeder Hinsicht immer besser und besser", merkwürdige suggestive Erfolge aufweisen konnte.

In der Biologie finden in Zukunft die Auswirkungen der Gefühle eine immer grössere Beachtung. So hat man festgestellt, das sowohl das Immunsystem wie auch das neuro-endokrine System (das heisst das vegetative Nervensystem und die Hormondrüsen), gleichartige Substanzen zur Aktivierung der Abwehrkraft produzieren können. Man bezeichnet diese Stoffe als "Peptid-Hormone" oder einfach "Neuro-Peptide".

In einer medizinischen Zeitschrift, dem "New England Journal of Medicine" wurde erwähnt, dass 85% der menschlichen Krankheiten im Zugriff der eigenen Heilkräfte liegen. Somit kann die Leserschaft aus dem bunten Strauss des bisher Dargebotenen jene Rosinen herauspflücken, die gerade in das eigene Gedankenmuster hineinpassen (ich möchte Sie an die früheren Angaben über die A-L-Methode erinnern).

Gefühle der Beruhigung und der Hoffnung sind Wege, um die in uns wohnende Heilmittelküche zu unterstützen.

Das Gehirn ist ein grosses Wunderwerk, vergleichbar mit dem ganzen Universum und den vielen Milchstrassen der Sterne. Wir erinnern uns nochmals an den Ausspruch des grossen Schweizer Arztes des 16. Jahrhunderts, Theophrastus Paracelsus, welcher schon damals den Zusammenhang zwischen dem Mikrokosmos Mensch und dem Makrokosmos Weltall betonte.

Norman Cousins weist darauf hin, dass unsere Hirnzellen eine direkte Verbindung zum ganzen Immunsystem besitzen. Immunantworten bewirken sowohl biochemische als auch elektrische Veränderungen in den Hirnzellen. So sind Gefühle der Hoffnung, gute Vorsätze, positive Lebensauffassungen nicht nur rein ideelle Vorstellungen, sie bewirken nämlich elektrochemische Verbindungen, welche im Immunsystem und im ganzen Körper wirksam werden.

Es ist wirklich so: Eine Aufmunterung für den Patienten zu Hoffnung, Glaube, positivem Lebenswillen, Fröhlichkeit usw., sind biochemische Verschreibungen und Rezeptverordnungen gleichzusetzen.

Die grosse Hoffnung für Aids- und Krebskranke beruht auf einer zukünftigen Entdeckung von Substanzen, die das Immunsystem anregen und fördern.

Wir sollen also die allgemeine Resignation, die heute noch bei sogenannt "unheilbaren Krankheiten" zum Teil hysterische Formen angenommen hat (manche endeten mit Selbstmord nur aus der Vorstellung heraus, dass doch alles hoffnungslos sei), nicht gedankenlos unterstützen. Wir wissen eindeutig, dass der Krankheitszustand und die Besserung durch die Art und Weise, wie die Patienten denken und gestimmt sind, mitbeeinflusst werden.

Deshalb ein Rat bei schweren Erkrankungen: Man möge keine "Vogel-Strauss-Politik" vor einer eventuell schlimmen Diagnose betreiben. Man soll sie eher als eine Herausforderung betrachten, die mit allen zur Verfügung stehenden psycho-physischen Kräften bekämpft werden muss.

Wieso sollen uns überhaupt schlechte Nachrichten niederschmettern? Ich bitte Sie, dann nicht zu resignieren, sondern die Kräfte zu sammeln und dem Negativen mit Mut, Hoffnung und Zuversicht entgegenzutreten. Man möge das alles als eine machtvolle Herausforderung betrachten, die anzunehmen ist und bekämpft werden soll.

Das eben Erwähnte sind nicht nur Ideen und Vorschläge, denn sie beruhen auf handfesten Tatsachen. Ein nationales Krebsinstitut in USA fand, dass Teilnahmslosigkeit, Lustlosigkeit und Apathie eine Verminderung der natürlichen Killerzellen bewirken und dadurch z.B. die Tumorausbreitung beim Brustkrebs beschleunigt werde. Es zeigte sich ebenfalls, dass die Depression eine Verminderung solcher, für die Abwehr wichtigen Zellen zur Folge hat.

Eine mir vernünftig erscheinende Schlussfolgerung wäre diese: Wenn die eigenen Abwehrkräfte gesund sind und mit viel Verständnis zusammen mit der modernen Medizin und den erwähnten additiven Verfahren eingesetzt werden, könnte dadurch oftmals eine bemerkenswerte Besserung des krankhaften Zustandes erreicht werden.

Im einschlägigen Schrifttum sind schon viele Hunderte von sogenannten "Spontanheilungen" bekannt gemacht worden. Der Hinweis darauf ist für den Patienten wie ein Tonikum und ein vertrauensvoller Anreiz dafür, dass die eingeschlagene Therapie für den betreffenden Patienten keinesfalls völlig hoffnungslos ist.

Panik und Furcht sind grosse Krankheitsverstärker. Worte können töten. Deshalb ist eine behutsame Vorsicht am Platz, wenn wir den Patienten über eine ungünstige Diagnose informieren müssen. Wenn ich davon berichte, einnere ich mich an den Workshop mit Dr.Simonton, der zwei Arten der Diagnose-Mitteilung an den Patienten vor dem Zuhörer-Publikum ganz lebendig vordemonstrierte.

Im einen Fall sagte der Arzt zum Patienten: "Wir haben bei Ihnen leider eine schon weit fortgschrittene Krebsgeschwulst festgestellt. Für diese Art der Erkrankung existiert noch keine besonders erfolgversprechende Therapie. Ihre Heilungs-Chancen sind schlecht. Sie müssen sich mit dieser Tatsache einfach abfinden. Wir wollen morgen mit der Behandlung beginnen." Er teilte dies alles in einem etwas unpersönlichen Ton mit, wartete die Antwort des bestürzten Patienten nicht ab und verliess das Zimmer.

Im andern Fall verlief dieselbe Mitteilung etwa so: "Ich muss Ihnen leider die unangenehme Mitteilung machen, dass wir bei der Durchuntersuchung einen schon fortgeschrittenen Tumor gefunden haben. Laut Statistik sind zwar die Heilungs-Chancen nicht besonders günstig. Ich mache Sie jedoch darauf aufmerksam, dass es schon Hunderte von sogenannten Spontanheilungen gegeben hat, wo auch schwerstkranke Patienten auf eine medizinisch unerklärliche Art und Weise wiederum gesund geworden sind. Vermutlich haben diese erfolgreichen Patienten gelernt, ihre Selbstheilungskräfte intensiv einzusetzen. Sie müssen vertrauensvoll mitarbeiten und mit Ihrer Vorstellungskraft helfen, dass Ihre eigenen Abwehrkräfte mobilisiert werden und möglichst funktionstüchtig unsere Therapie unterstützen; wir zwei sind Teamarbeiter und aufeinander angewiesen." Darauf folgten liebevolle Anweisungen, wie der Kranke an der Heilungsarbeit mithelfen soll und es auch kann; und er wurde mit einigen der hier genannten Methoden vertraut gemacht.

Natürlich dürfen wir den Patienten nicht anlügen. Es kommt jedoch sehr darauf an, wie wir die unangenehme Diagnose mitteilen. Im erst-erwähnten Fall wurde der Kranke in tiefer Hoffnungslosigkeit, in Angst und Panik zurückgelassen. Wie wir jetzt wissen,werden dadurch nachgewiesenermassen die eigenen Selbstheilungskräfte abgeschwächt. Im zweit-erwähnten Fall kann man oft in den Augen des Patienten einen leisen Hoffnungs-Schimmer auftauchen sehen. Das unterstützt die Tätigkeit seines Immunsystems. Selbst, wenn wirklich alles aussichtslos wäre, kann er auf diese Weise seine schwere Krankheit besser ertragen, und der eventuell folgende Übergang in die andere Seins-Existenz ist weniger leidvoll.

Norman Cousins berichtet eine interessante Notiz aus dem Western Journal of Medicine: Zwei Krebsärzte diskutierten beim Frühstück über ihre Patienten. Einer beklagte sich und sagte zum Gegenüber: "Ich kann das nicht verstehen, ich gab dieselben Medikamente und Injektionen wie Du, und erzielte eine Heilungsrate von 22%, Du aber bekamst Heilungen von 77%, wie soll das möglich sein?" Die Antwort war: "Wir beide brauchten in der Tat dasselbe, aber ich sagte dem Patienten, dass zwar eine lange Liste von Nebenwirkungen möglich sei, aber dass dennoch Hoffnung bestehe, dass wir zusammen noch eine Chance haben; dass die Statistiken zwar düster sind, dass aber doch immerhin einige Prozent gut darauf reagieren..."

Des weitern ermahnt Cousins den Kranken, auch gegen Schuldgefühle anzukämpfen. Das Leben ist ein Abenteuer-Roman mit Verzeihen: "Forget and forgive". Nichts kann unsere Seele so durcheinander bringen, wie alte Schuld- und Hassgefühle. Sie blockieren im wahrsten Sinn unsere Abwehrkräfte. Vergessen, zusammen mit Verzeihen sind Wege, wie wir Schmutzflecken in unserer eigenen Psyche vermindern und reinigen können.

Wenn aber alles ganz verzweifelt aussieht, kann man doch noch eine liebevolle Berührung mit der Hand ausführen. Damit vermag man wahrscheinlich eine besondere – bis jetzt noch nicht in allen Einzelheiten erkannte – Energie zu übertragen. Sie ist dann imstande, im Patienten die brachliegende Lebensenergie anzuregen. Ein erstaunliches Beispiel erwähnt Cousins in diesem Zusammenhang: Einst erlebte ein Anaesthesist bei dem chirurgischen Eingriff einen Narkose-Zwischenfall mit Herzstillstand. Nur durch liebevolle Berührung des in Narkose daliegenden Patienten mit der Hand sei die unangenehme Episode überwunden worden.
Der obige Satz erscheint allerdings etwas erstaunlich, aber ich interessiere mich für solche Energien. Die Russen sprechen diesbezüglich von Bioplasma, die Amerikaner von Bio-Energie. Übrigens existiert im Osten eine Gesellschaft, genannt Psychotronik, welche die Interaktionen von Mensch zu Mensch, vom Mensch zum Tier und vom Mensch zur Pflanze untersucht.

Junge Studenten erfahren zwar in ihrer Ausbildung vieles über Krankheit, aber weniger über das Selbstheilungssystem in uns. Die Heilung soll sich nicht nur mit dem Abtöten von Bakterien und Viren befassen, sondern auch mit dem Prozess des Einsatzes unserer körpereigenen Heilkräfte. Über diese Probleme wurde bisher in Ärztebüchern noch reichlich wenig berichtet.

Man kann sich wieder einmal an die Selbstheilung einer eigenen Wunde erinnern. Wir müssen uns dankbar vergegenwärtigen, dass diese Heilkräfte in uns ruhen und nicht von aussen herangetragen werden müssen.

Der Arzt soll also nicht nur etwas aus seinem Rezeptbuch verschreiben, sondern er möge mit seiner Anwesenheit und seinen Worten im Patienten die Selbstheilungskräfte anregen.

Nun noch etwas gänzlich anderes, um die eigene Immunität zu steigern. Cousins spricht vom Lachen als Therapie. Schon Hufeland – der Arzt von Goethe – berichtete damals in seinem Werk "Makrobiotik" über die wohltätigen Eigenschaften des Lachens.

Ein amerikanischer Arzt gab im einzelnen die Werte des Lachens bekannt: Es wirke auf die Lungen, die Leber, das Herz, die Bauchspeicheldrüse, auf die Milz und auf die Därme, auf den Magen und auch auf das Gehirn. Durch herzhaftes Lachen können Kummer, Angst und Furcht vermindert werden.
Das Lachen ist eine wichtige Waffe im Kampf gegen schwere Krankheiten. Lachen verringert ebenfalls die Schmerzen. Sehr wahrscheinlich werden dadurch auch die schon erwähnten schmerzhemmenden Endorphine im Körper gebildet.
Wenn ich dieses so berichte, erinnere ich mich gerne an meine Seminarbesuche in USA, wo unter den Teilnehmerinnen und Teilnehmern eine grosse Fröhlichkeit mit herzhaftem Lachen vordemonstriert wurde. In der Cornell-Universität in USA wurde gefunden, dass Lachen auch die Kreativität fördere. Der Humor hilft, dass man die Probleme in einem entspannteren Zustand kreativer angehen kann.

Unsere Lehre daraus könnte z.B. sein, dass man öfters lustige Dinge erzählt und dabei herzhaft lacht. Man könnte z.B. Kassetten von einem Komiker abhören und auch gelegentlich lustige Filme ansehen. Auch das ist sicherlich eine einfache, billige und erst noch angenehme Therapieform. Man sollte eventuell auch in Spitälern oder Erholungsheimen an einem Nachmittag lustige Filme vorführen (nur nicht für frischoperierte Bauchpatienten!). Bei angestellten Untersuchungen fand man nach tüchtigem Lachen in der Tat ebenfalls einen Anstieg der Immunglobuline.

Fast alle ernsteren Erkrankungen sind mit einer leichteren oder schwereren Depression gekoppelt. Deshalb soll eine solche mitbehandelt werden.

Eine wertvolle Therapie ist auch das autogene Training nach Professor Schultz aus Berlin. "Wer es lernt, sich im autogenen Training zu lassen, wird gelassen", ist ein Ausspruch von ihm und seinen Schülern.

Eine anspruchsvollere geistig-spirituelle Methode ist sicherlich die Meditation. Wer diese Kunst besitzt und einigermassen beherrscht, hat in seiner eigenen Körper-Apotheke ein wunderbares Heilmittel, das vielfältig eingesetzt werden kann. Es wurde nachgewiesen, dass Leute, die jahrelang täglich nur eine kurze Zeit meditierten, im vorgerückten Alter um manche Jahre jünger ausgesehen haben und sich im Vergleich zu gleichaltrigen Altersgenossen viel vitaler fühlten und es auch waren (auch hier sehen wir eine Parallele zum Ergebnis einer langdauernden Einnahme von A-L). Meditationsforscher stellten auch fest, dass viele meditierende Schüler im Oberschulalter, die schon relativ stark alkohol-nikotin- und drogensüchtig gewesen waren, ihre Gewohnheiten wenige Monate nach Beginn der Meditation spontan aufgaben (das wäre sicherlich eine finanziell billige Entziehungskur).

Wenn alte Menschen ihre geistigen Fähigkeiten durch ständige, tägliche – wenn auch kurze – Mediationsübungen frisch erhalten können, so müsste die Ausübung einer meditativen Technik, die das Bewusstsein voll entfaltet, noch mehr bewirken. Ein äusserst wichtiges Ergebnis des amerikanischen Forschers Wallace bewies, dass Langzeit-Meditierende ihr biologisches Alter um fünf bis 12 Jahre verbesserten.
Das zeigt, dass unser Bewusstsein irgendwie den Alterungsprozess steuert. Bewegt sich unser Denken nur auf der üblichen Oberfläche, wo es hin- und hergeworfen wird, beschleunigen wir das

Altern unserer Zellen. Eine positive Einstellung, die geistige Wachheit, der intensive Überlebenswille und andere psychische Eigenschaften können das Alter angenehmer gestalten. (Auch hier besteht wiederum eine Parallel-Erscheinung zur langdauernden Anwendung der A-L-Methode. Es wird in vielen Schriften und Beispielen auf die dadurch erlangte erhöhte Vitalität, sowohl körperlich als auch psychisch-geistig, hingewiesen.)

21. Kapitel

Krankheit und Weiter-Gehen

Der Buchtitel heisst: "Eine eigene Apotheke ist in Dir". Es existiert jedoch keine Apotheke auf der ganzen Welt, die ein unfehlbar wirkendes Heilmittel gegen jede Krankheit und den Tod besitzt. Die Alchemisten des Mittelalters suchten nach dem Stein der Weisen, viele Ärzte vergangener Jahrhunderte forschten nach "dem Lebenselixier", sie fahndeten nach der "mixtura ad longam vitam" (Mixtur für ein langes Leben). Aber schlussendlich mussten sie und müssen wir uns alle eingestehen, dass ein solches Unterfangen nutzlos ist.

In meinem Beruf werde ich tagtäglich mit den Problemen von Krankheit und Tod konfrontiert. Unsere Hilfsmittel aus altem Erfahrungsgut und neuester Wissenschaft ermöglichen es zwar, dem Kranken eine Hilfe zu bringen und an der Lebensverlängerung mitzuwirken. Wir alle wissen ja, dass die allgemeine Lebenserwartung in den letzten Jahrzehnten sehr zugenommen hat.
Diese Erscheinung findet man bei allen Kulturvölkern und sie wird vermutlich noch weiter fortschreiten. Sicherlich sind daran die Fortschritte der Medizin und der Hygiene mitbeteiligt.

In jedem Lebewesen ist eine Art von geistigem und körperlichem Selbstheilungs-Bestreben vorhanden, das unser Leben erhalten möchte und zwar in der best-möglichen Form. Wir können das manchmal bei den freilebenden Tieren beobachten, die bei Krankheiten oftmals instinktiv die richtige Therapie unternehmen und das zutreffende Heilkraut finden (das genügt natürlich nicht in jedem Falle). Solche Tiere ziehen sich dann an einen stillen und ruhigen Ort zurück, fasten, machen wenig Bewegungen, und wenn die Krankheit nicht zu gross war, tritt nach einiger Zeit die Gesundheit wiederum ein.

Dasselbe Prinzip offenbarte sich bei unsern eigenen, kleineren Verletzungen der Kindheit. Sie heilten ja öfters ohne grosses äusserliches Dazutun aus.

Es ist äusserst wichtig, dass der Arzt das Selbstheilbestreben des Organismus kennt und unterstützt. Das geschieht unter anderem mit der A-L-Methode, weshalb ich diese so weitläufig erklärt habe.

Zweifelsohne sind wir froh, wenn wir bei einer Krankheit auch Medikamente und ganz spezifische Heilverfahren anwenden können, die auch häufig eine günstige Wirkung zeigen.

Die mannigfaltigsten Krankheitsursachen können uns im Einzelfall bewusst werden. Dann sind wir imstande, entsprechend einzugreifen. Jedoch gibt es manche Unpässlichkeiten, wofür wir keinen vernünftigen Grund finden. Auch dort können wir es mit der A-L-Methode versuchen, weil unser inneres Heilprinzip die tatsächliche Gesundheitsstörung besser kennt und durch die Krankheits-Information schon spezifische Abwehrstoffe gebildet hat.

Bei jedem eintretenden Gebrechen sollten wir uns die Frage vorlegen: Wieso wurde ich krank? Wieso bekam ich gerade diese Art von Symptomen? Welche Bedeutung haben sie für mich? Was muss ich allenfalls in meiner Lebensweise ändern, dass die Krankheit wieder vorbeigeht? Oder ist sie vielleicht gar not-wendig gewesen? (wendet die innere Not?) Muss ich in Zukunft mehr Zeit für die Entwicklung meines Innenlebens reservieren, dass ich z.B. mit der Hast und Hetze aufhöre und endlich zur beschaulichen Langsamkeit erwache?

Schon oft war es ein Glück für den Patienten selbst und auch für seine Familie und die weitere Umgebung, wenn er krank wurde. Als Beispiel nenne ich einen Manager-Typ, der dauernd hin und her rennt, schlussendlich aber schwer erkrankt und wochenlang an seiner Wiedergenesung arbeiten muss. So kann er zur Einsicht und zu einer andern Lebenseinstellung gelangen; er wird in der Folge eventuell vernünftiger (er nimmt es sich wenigstens vor). Er selbst und die ganze Familie wird davon profitieren, wenn er überhaupt noch fähig gewesen ist, auf seine leise innere Stimme hören zu können.

Ich erinnere mich an ein mittelalterliches Gebet, das manchem sehr zu empfehlen ist:
"Herr, gib mir den Mut, zu ändern, was geändert werden muss.
Gib mir die Kraft, das zu behalten, was behalten werden soll.
Gib mir die Weisheit, dass ich merke, was geändert und was behalten werden soll."

Der ärztliche Beruf wurde in zunehmendem Umfang auf dem Boden der Naturwissenschaften aufgebaut. Wo früher noch unbestimmte Vorstellungen herrschten, können wir heute eine Krankheit weitgehend infolge der eingetretenen Änderungen feststellen und einordnen. Viele Labor-Analysen zeigen bei der Krankheit "X" immer dieselben Resultate. Histopathologische Untersuchungen enthüllen eingetretene Gewebe-Veränderungen. Eine Unzahl von Apparaten gibt einen entscheidenden Einblick in den Ablauf eines gesunden oder eines kranken Organs. Diese Forschungsrichtung hat unbestritten einen entscheidenden Einfluss auf den Ausbau der modernen Medizin gehabt, und die nun gegenüber früher oft besseren Bekämpfungsmöglichkeiten beruhen auf dieser Grundkonzeption.

Jedoch, irgendeinmal nützt kein Medikament und keine Injektion mehr, und sämtliche hier erwähnten Heilverfahren werden das Sterben nicht verhindern können. Es existiert kein Allerwelts-Heilmittel, das in jedem Falle immer erfolgreich wirkt. Allerdings kann man die philosophische Frage stellen, was heisst "erfolgreich"? Ist es erfolgreich, wenn man mit allen möglichen Verfahren ein menschliches Leben verlängert, wenn es nur zur Aufrechterhaltung von Leiden und Schmerz führt? Ist es für den Patienten manchmal nicht erfolgreicher und positiver, wenn er in der für ihn richtigen Zeit "weiter gehen darf"?

Wir alle haben das durchaus natürliche Bestreben, den Zeitpunkt des eigenen Sterbens möglichst weit hinaus zu schieben. Irgendwann wird aber mit absoluter Sicherheit jener Zeitpunkt heranrücken, wo das äusserlich sichtbare Leben erlischt. Wir können mit der Gewissheit sterben, dass es ein Weiterleben nach dem sogenannten "Tod" gibt. Das ist allerdings nur meine subjektive Überzeugung. Ich bin dankbar, dass ich als Arzt auf diese Weise denken, fühlen und glauben kann; so ist es mir besser möglich, einen schwerst-kranken Patienten ohne ihn anzulügen auf den notwendigen Übergang vor zubereiten.

Diese Gewissheit verdanken wir der Religion und vielen parapsychologischen Studien und Neuerkenntnissen. Diese sagen und beweisen das auf ihre Art, dass es keinen Untergang, sondern nur einen Übergang und ein Weitergehen von einer Form des Seins zu einer andern, höheren und grösseren gibt.

Deshalb ist es auch unangebracht, wenn man traurig und untröstlich von den "armen Toten" spricht. Wir glauben und wissen doch, dass diese es in vieler Hinsicht nach Bestehen der leidvollen Prüfungen unseres materiellen Hierseins weit besser haben als wir.

Nach meiner persönlichen Meinung wird es bei unserer "Todesstunde" ähnlich sein wie bei unserer Geburt in diese Welt.

Das Kind im Mutterleib war während neun Monaten umsorgt und liebevoll behütet. Es hatte eine warme Behausung und brauchte sich während der ganzen Zeit nicht um Nahrung und Trank zu kümmern (Eine A-L ähnliche Flüssigkeit war seine Umgebung und teilweise die Ernährung). Alles Notwendige war für sein wachsendes Leben stets in Überfülle vorhanden. Es ist wahrscheinlich, dass das ausgetragene Kind – analog zu unserem "Weitergehen" – voller Angst die bevorstehende Geburtsstunde erwartet, die doch so plötzlich den gewohnten Lebensraum verändert und das Tor zu einem andern, noch unbekannten Lebensabschnitt eröffnet. Ich möchte durchaus die eigene Sterbestunde, das "Weitergehen" mit der Geburtsstunde ins Jenseits vergleichen. Sie stellt den notwendigen Durchgang dar, der uns den Zutritt zu einer höheren Entwicklungsstufe ermöglicht.

Kein Arzt und kein Heilverfahren kann dem Menschen die Zahl seiner Jahre abnehmen, wohl aber lässt sich die zu tragende Last verringern. Eine nicht unwesentliche Verringerung dieser Last besteht darin, die Menschen mit der notwendigen inneren Wandlung vertraut zu machen, so dass sie zur wahren und unvergänglichen Wirklichkeit erwachen.

22. Kapitel

Schlussgedanken

Nach all dem Übermittelten ist der Buchtitel begründet: "Eine eigene Apotheke ist in Dir". Je nach unserem innern Empfinden, nach unserer Ausbildung, nach unserer Herkunft, fühlen wir uns von dieser oder jener Methode mehr oder weniger angezogen. Die Vielfalt der in uns liegenden Heilkräfte ist bedeutend und beglückend. Wir können und sollen entsprechend unserer persönlichen Hinneigung die einzelnen Möglichkeiten nutzen, die in den verschiedenen Abteilungen dieser Apotheke eingelagert sind.

Es ist nicht meine Absicht, dass nun jeder Leser z.B. die A-L-Methode selbst anwenden soll, vielleicht genügt schon die Information. Ich halte es aber für wichtig, wenn manche von dieser Methode etwas Wesentliches verstehen.

Vielleicht braucht einer dieses "billige Heilmittel" im ganzen Leben nie und er findet einen genügenden Zugang zu den andern Wegen, um die eigene Immunkraft und Abwehrbereitschaft anzuregen. Vermutlich genügen für etliche unserer Zeitgenossen die bisherigen bekannten Heilverfahren und sie benötigen die A-L-Applikation deshalb keineswegs.

Möglicherweise braucht der eine oder andere diese nur in Notfällen (Verschüttung durch Erdbeben oder Kriegsgeschehen, Gefahr des Verhungerns etc.) Dann aber möge er sich doch an diesen grossartigen in uns liegenden Heilmittelschatz erinnern.

Aus dem bunten Strauss des Dargebotenen kann man ohne weiteres auch nur die eine oder andere Rosine herauspflücken; sei es, dass man sich nur auf äussere Anwendungen beschränkt (Insektenstiche, Sonnenbrand, Kosmetik), oder dass man nur gelegentlich die innere Anwendung während kürzerer oder längerer Zeit versucht.

Ein anzustrebendes Ziel dieser Buch-Veröffentlichung bestand allerdings darin, dass es interessierten Forschern gelingen möge, das "heilende Agens" in dieser körpereigenen Flüssigkeit zu finden, es zu isolieren und anzureichern. So könnte es dann bei schweren und schwersten Krankheiten zum Nutzen des Patienten als ein billiges, eigenes, nebenwirkungsfreies Heilmittel eingesetzt werden.

Literaturverzeichnis

Armstrong, J. W.: "The water of life" Enniesfield Ltd., London Lifestyle Institute, P.O.Box 63-8848, Margate, Florida 33063.

Bartnett, B., M.D. and Adelmann, M.D.: "The miracles of urine-Therapy", Lifestyle Institute, P.O.Box 63-8848, Margate, Florida 33063.

Bello, E., M.D.: "The original Therapy of wounds with urine". Revista Medica da Vera Cruz, Mexiko Vol. 20, no. 4, April 1, 1940, pagina 3067-3071.

Chopra, Dr. med.: "Die heilende Kraft", Lübbe-Verlag.

Cousins, N.: "Head first", F.P. Burton-Verlag, New York.

Duffy M., M.D., und andere: "Urokinase, ein Enzym, das die Arterien erweitert", Cancer, Vol. 62, No. 3 1. August 1988, pp 531-533.

Edam, K., Dr. med.: "Eigenharnbehandlung" aus der Zeitschrift "Der Landarzt" Heft 35/1965.

Free, A.H. and Free, H.M., M.D.: "Urinanalysis in clinical laboratory practice", CRC Press, Cleveland, Ohio, 1975, pages 13 and 17.

Fuhrmann, H., Dr. med.: "Die Auto-Uro-Therapie in der Allgemeinpraxis". Aus der Zeitschrift: "Der Landarzt": Heft 18/1965.

Herz, K., Dr. med.: "Auto-Uro-Therapie: Stand und Zukunfts-Aussichten", ebenda, Heft 14/1964.

Abele, J./Herz, K.: "Die Eigenharnbehandlung". 9. verbesserte und erweiterte Auflage. Karl F. Haug Verlag, Heidelberg 1994.

Hufeland, Dr. med.: "Makrobiotik", Hippokrates-Verlag, Stuttgart.

Hermann, J.R., M.D.: "Autourotherapy" New York State Journal of Medicine, Vol. 80, No. 7, June, 1980.

Kaye, D., M.D.: "Antibacterial activity of human urine", Journal of clinical investigation, Vol. 47, 1968 pages 2374-2390, USA.

Mithal, C.P., Dr. med.: "Die Wunder der Urintherapie", 99-C, Ramesh. Nagar, New Delhi-110015, Indien.

Pauls, A.L., D.O.: "Shivambu Kalpa" (im Moment nicht mehr erhältlich).

Quinn, F.O., Dr. med.: "Urine-Therapy" 1980, life science institute P.O.Box 1057, Port Pierce, Florida, 3354.

Ollerenshaw, G.J.W., M.D.: "Antineoplaston hemmt das Wachstum von Krebszellen". Medical world, London. Vol. 64, March 1, 1946, pp 72-76.

Raab, W., Dr. med.: "Harnstoff in der Dermatologie", aus der Zeitschrift: "Der Hautarzt". Internationales Symposium in Salzburg am 2. und 3. Dezember 1988.

Simonton, Dr. med.: "Wieder gesund werden", Rowohlt-Verlag, Hamburg 1982.

Sing, Dr. med.: "Immuntraining mit Anleitungen" Herbig-Verlag.

Siegel, B., Dr. med.: "Prognose und Hoffnung", Econ-Verlag, Düsseldorf 1991.

Schaller, C., Dr. med.: "Amaroli, l'eau de vie" Bois des arts 38, Genf.

Staff, Writers, M.D.: "Blood clots: Legs and Lungs" Harvard Medical Scool health letters, Vol-10 No. 3, January, 1985, p. 5.

Wilson, C.W.M. and Lewis, A., M.D.: "Auto-Immun-Therapy against human allergic diseases" Vol. 12, 1983, pp. 143-158.

Weissenborn, G., Dr. med.: "Erfahrungen mit Eigenharnbehandlung" aus der Zeitschrift: "Der Landarzt", Heft 35/1965.

Weitere Bücher von Dr. U.E. Hasler

Hasler, U.E., Dr. med.: "Eubiotik" (Betrachtungen eines Arztes zur Lebenskunst), 3. Auflage. Karl F. Haug Verlag, Heidelberg.

Hasler, U.E., Dr. med.: "Ihr geistiges Kapital" Ariston-Verlag, Genf, Schweiz, 1975 (erhältlich bei Hasler, Oberer Graben 12, CH-9000, St. Gallen).

Hasler, U.E., Dr. med.: "Der lange Weg durch die Zeiten", Osiris-Verlag, Teufen, Schweiz 1989.

Notizen:

Notizen:

Notizen:

Notizen:

Notizen:

Notizen: